精神科医が教える
忘れる技術

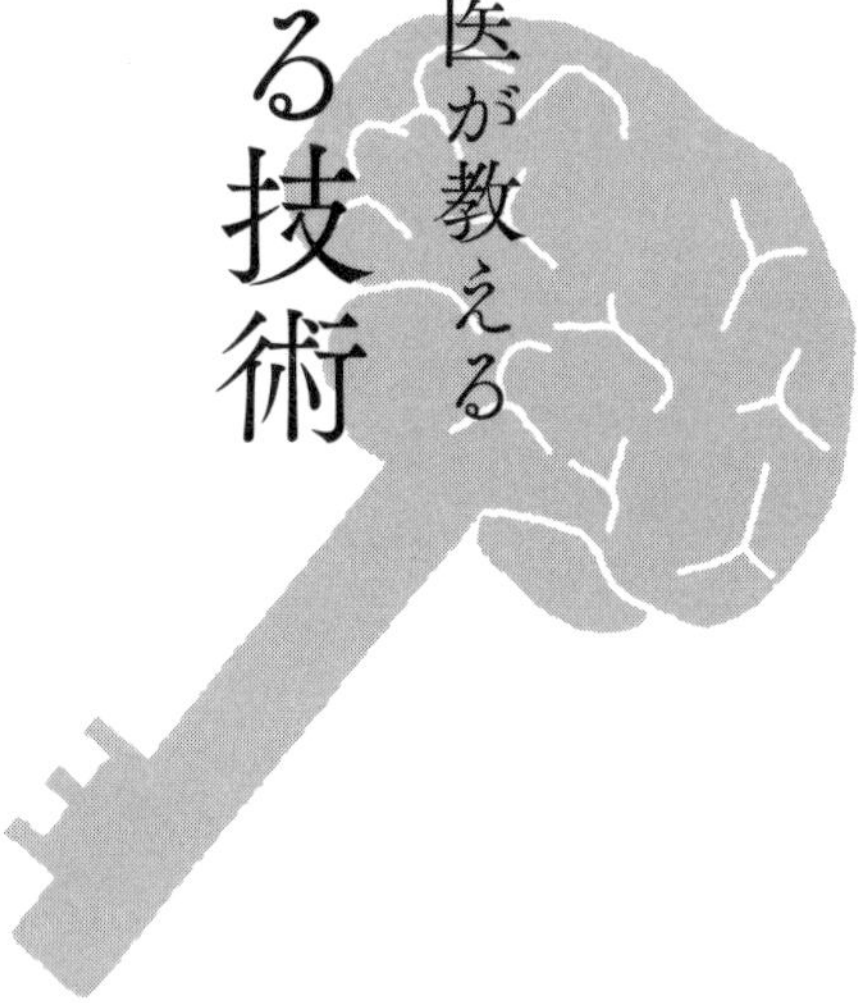

岡野憲一郎

創元社

復刊に寄せて

精神科医　香山リカ

「思い出したくない過去を乗り越える」。タイトルの中のあまりに印象的なフレーズが目にとまり、それだけでいくつかの過去の思い出がよみがえる。そんな人もいるだろう。それくらい「記憶」は、私たちにとって決定的に重要な〝心の鍵〟だ。

もちろん、楽しい思い出、忘れたくない過去もある。しかし、そういうものほど淡くなってしまったり、認知症になって消えてしまったりする。そして、まさに「思い出したくない過去」ほどいつまでも心に突き刺さったままだったり、思わぬときによみがえってきたりする。

それはなぜなのか。本書の著者である岡野医師は、心の仕組みだけではなく、脳の仕組みについてもふれながら、私たちの〝心の鍵〟、記憶についてわかりやすく解説する。いわゆるトラウマになるようなできごとは、強くはっきりと記憶されるからいつまでもよみがえると思われがちだが、実は違う。あまりに強烈な印象をともなってきちんと脳が記録しないまま、「不完全な記憶」として保管されるからこそ、逆に何度も思い出されてきてしまうのだ。この説明には思わず膝を打った。

とくに印象的なのは、本書で紹介されている養老孟司先生の例だ。幼い頃に経験した「父親との死別のシーン」を、養老先生はおとなになってから自分なりに解釈し、悲しみを感じて涙を流したら、逆にゆっくり忘れていくことができた、と著作に書いているそうだ。著者はそれも先の「不完全な記憶」の一例として説明する。

そこを読んで私は、「なるほど、そうだったのか」と思わずつぶやいた。診察室の患者さんの中にも、「思い出したくない過去」を語ることができるようになり、そこでリアルに怒ったり泣いたりして、それがきっかけで少しずつ立ち直っていく人はたくさんいるからだ。

本書にはほかにも、私たちをうなずかせたりハッとさせたりする「過去」や「記憶」のお話がたくさん詰まっている。さらに著者は、それらに苦しむ人たちに「こうすれば過去と和解ができますよ」と長い臨床経験を生かしたヒントをやさしく教えてもくれる。

「思い出したくない過去」を抱える人は、本書を読んで具体的な方法もいくつか試して、少しラクになったらこう思うに違いない。「でも、どんなにイヤな過去があったとしても、それとなんとかつき合いながらここまで生きてきた。私もけっこうがんばってきんじゃないかな…。」

そう、本書は「過去との和解」を通して、「自分との和解」への道を開いてくれる本でもあるのだ。ふだんは治療者であるはずの私も、本書を読みながらいくつかの過去を許し、乗り越えることができた気がする。それがどんな過去であったかは、ここでは秘密ということにしておこう。

本書は２００６年10月に創元社から刊行した
『忘れる技術――思い出したくない過去を乗り越える11の方法』を
改題・新装したものです。

まえがき

私たちは誰でも、過去に自分の身に降りかかったなかなか忘れられない思い出を、ひとつやふたつはもっているものです。それらの多くは通常の記憶であり、やがては少しずつ記憶から遠ざかっていくものでしょう。しかし、なかには頭にとりついたようになって、日常を完全に支配してしまう記憶もあります。こちらのほうの記憶は明らかに異常であり、物忘れのひどい私よりも、よほど深刻な毎日を送らなくてはなりません。そしてそれを頭から取り除くためには、特別の知識と技術を必要とすることになります。

ただし、専門的な知識や技術をもってしても、けっして消えていかない記憶はいくらでもあります。その場合は、その事実を受け入れ、それを背負ってどのような心構えで生きていくかを考えることが必要になってくるのです。

私は診察室で、「忘れる技術」を必要とするような方々の話を毎日のように聞く立場にあります。彼らは過去に見切りをつけ、人生を前向きに生きていくためのノウハウを必要としています。そして、それらの方々が忘れることに力添えをしてきたということも、私なりの自負につながっているのです。そこで彼らに伝え、あるいはいっしょに考えつづけてきたノウハウをここにまとめてみることにしました。

忘れられない過去にしばられるのは不幸ですし、もったいないことでもあります。お金の話にたとえれば、昔の出来事を悔やんでいるのは、過去に起きたことを不渡り手形による焦げつき、未回収の損失として処理していることになります。不幸な過去を忘れるのは、過去の体験を負債ではなく投資へと変え、元以上のものを回収することだと思います。

人生あくまでも「七転び八起き」でなくてはなりません。最後にはすっくと立ち上がって再び歩きだすことに意義があります。本書がそれにある程度貢献できることを祈ります。

岡野憲一郎

目次

第3章 忘れる技術を伝授する——137

第1章　忘れられない人々

私自身の忘れられない思い出

目をつぶると、容易に思い浮かんでくる情景があります。

1機の旅客機が、少し翼を傾けて超高層ビルに突っこんでいくところです。まるでスローモーション・ビデオを見ているようですが、実際はかなりのスピードが出ているはずです。そして衝突する、というよりは自分から呑みこまれるようにしてビルと一体となった機体は、もはや反対側からは出てきません。そのかわり赤黒い炎が噴き出し、同時にビルの外壁が砕けて、ズーンという低い地響きのような音が聞こえてきそうです。

すべてが一瞬のうちに解体し、そこにいるあらゆる生命が一瞬のうちに消失してしまった瞬間です……。

人は誰でも、忘れられない思い出をいくつかもっているものです。

私にとっては、それはテレビに映されたこの映像でした。

２００１年９月11日、ニューヨークのマンハッタン島の南端にあるツインタワー（世界貿易センター）の北棟に、テロリストに乗っ取られたボストン発のアメリカン航空機が飛びこみました。そして15分後には、今度はユナイテッド航空機が南棟に飛びこみました。この事件は私にとって忘れられないものになりました。

この日から数日の間、旅客機が高層ビルに突っこむという、通常なら起こりえないシーンの一部始終を世界中の人々がくり返し見ることになります。このようなシーンが克明に、しかもさまざまな方向から撮られるというケースは少ないでしょうが、ちょうど最初の北棟に起きた事件のため、アメリカのメディアの目がこのツインタワーに向けられていたためです。

さて、それから１時間もしないうちに、さらに恐ろしい映像が映しだされました。ツインタワーが、わずか数秒のうちに頂上から崩れ落ち、数千人の命が一瞬にして塵芥に化したのです。

最初は北棟で、そしてしばらくして南棟で。

これほど多くの命が一瞬にして奪われる映像を、私は見たことがないように思います。

私がこのシーンを忘れられないのには、それなりの事情がありました。

当時、私はアメリカの住人だったからです。といってもニューヨークではなく、中央平原に位置するカンザス州の片田舎にいたのですが、そこのクリニックのスタッフや患者といっしょにテレビに釘づけになっていました。

その時点では、アメリカ全土でテロ攻撃が現在進行形でくりひろげられているようだ、という憶測が流れていました。アメリカ全土の飛行機が飛行場から離陸することを禁止され、立ち往生するという未曾有の事態さえも起きていたのです。

こうなるとたとえカンザスの田舎でも、ダウンタウンにある多少高いビルはテロの攻撃対象になって危険だという話になり、「いったいこの国はどうなってしまうのだろう」という危機感が皆を包みました。そして気がついてみると、テレビを見る私の脚がプルプル小刻みに震えている状態がつづいたのです。

ＪＦＫの暗殺の記憶

ある体験が深く記憶に残るには、ひじょうに強い感情がその体験にともなっていたということが、きわめて重要な条件となります。

たとえば、１９６３年の11月22日の正午過ぎに何をしていたかを、ある年代以上のアメリカ人はよく憶えているそうです。そのときにしていた日常的な行為、たとえばキッチンでコーヒーを飲んでいたとか、リビングでテレビを眺めていたというような日常のひとコマを鮮明に思い出せる人が多いといいます。それは彼らが、その年その月日に衝撃的な感情を味わったからです。

おわかりでしょうか、１９６３年のこの日は、アメリカの若きカリスマＪＦＫ（ケネディ大統領）が凶弾に倒れた日なのです。

この、ＪＦＫ暗殺と同様に、２００１年９月11日の同時多発テロも、多くのアメリカ人に大きな衝撃を与えました。コンピューター・グラフィックスを使って、どんな荒唐無稽な映像でも描ける現代では、旅客機がビルに突っこむ映像は映画やアニメでそう珍しくはありません。

しかし、私がこのシーンを忘れられなくなったのは、テレビのニュースを見てひじょうに強い不安や恐怖を味わったからです。その不安や恐怖は、テロのシーンがコンピューターによって合成されたものだという前提が頭にあったなら、けっして味わうことがないものです。

９月11日が、けっして消えない外傷記憶となるとき

多くのアメリカ人は９月11日のテロを忘れないでしょうし、また忘れたいとも思わないでしょう。にもかかわらず、アメリカ人の大半にとって、そして私にとっても、９月11日の記憶は、これから次第に薄れていくはずです。

私はこのテロのシーンを、「忘れられない」と述べました。矛盾しているように聞こえるかもしれません。

たしかにあのビルに飛行機が突っこむ衝撃的なシーンはこれからも忘れることなく、たぶん一生、私の記憶に残るはずです。しかしそれでも、そのときの詳細な部分は徐々に色あせ、当時の恐怖、動揺、不安なども少しずつ薄れていくものなのです。

あんなに恐ろしいことが起きても、一瞬のうちに数千人の命が消し飛ぶという衝撃的な映像を目の当たりにしても、人の記憶はゆっくりと薄らいでいきます。だからこそ人々は記念碑を建て、記念日を設けたりして、その記憶をなるべく風化させないようにするのでしょう。

一般に、私たちが誰かの死を悼んで葬式を行なったり、一周忌に献花をして黙禱をささげたりするのは、私たち皆がもつ、ある種の罪悪感に由来するのです。それは人が死んだとき嘆き悲しみ、去っていった死者をけっして忘れまいと思っていたのに、やがてそれを忘れて生きていくという、死者に対するうしろめたさともいえます。

その意味では、偉大なる「忘れる力」を備えているのは私ばかりではありません。それは人間が生きていくためにもつ、宿命的な能力でもあるのです。

ただし、そこに一部の例外的な人たちが存在します。

それは、あのニューヨークのテロによって自分自身が命を脅かされた人、あるいは自分の愛する人が命を落とした、またなんらかの理由によってテロのとき魂の底から震撼させられたという人たちです。そういう人たちにとっては、9月11日の思い出は、明らかにその他のアメリカ人のもっている記憶とは異質です。

彼らにとっては、この日のテロ攻撃の記憶は「忘れられないが、それでも徐々にではあれ薄れていく」というような生やさしいものではありません。それは、「忘れようにも忘れられない」ものなのです。テロ攻撃によって、愛する人が閉じこめられたビルが、一瞬で崩壊したというニュースを受け取ったときの衝撃が少しも衰えることなく、何年たってもいきなり大音量でよみがえるわけです。そして不意打ちで襲ってくる記憶のために、日中も何ひとつとして集中できない、夜も安心して眠れない、という生活を送ることになります。これが皆さんもおそらくご存じの、PTSD（心的外傷後ストレス障害・22ページ参照）といわれる状態です。

本書では、このような心に重大な傷を与えてしまった記憶をはじめ、さまざまな忘れられないつらい記憶や恨み、忘れられない強い快感、頭から離れないこだわりなどを取りあげ、そのしがらみから離れてらくになる方法を考えていきたいと思います。

そこでまずは、このような忘れられない記憶のさまざまな例を見ていきましょう。

突然よみがえってくる「外傷記憶」

忘れようにも薄れていかない記憶、ふつうの人が「忘れられない」という記憶とは異質な、異常なほどの強さで人の心に取りついている記憶があります。それを本書では「外傷性の記憶」ないしは単に「外傷記憶」と呼ぶことにしておきます。

「外傷記憶」の特徴は、ただ忘れられないというだけにとどまらず、きわめて異常な形で突然よみがえることがあげられます。あたかも直下型地震のように、なんの前ぶれもなく襲ってきて、心を震撼させ、苦しめるのです。

例をあげてみましょう。

「突然きますよ、なんの前ぶれもなく、頭のなかに彼女（亡くなった娘さん・著者注）の表情が突然パッと出てくるんです。笑っている顔が多いですけれどね。声ですか？……聞こえるなら本当に聞きたいですよ」

これは２００４年の６月、長崎県佐世保市で起きた殺人事件で、娘さんを突然失った父親のコメントです。テレビや週刊誌で広く報道されましたから、読者の皆さんも憶えていらっしゃるでしょう。長崎で小学６年生だった被害者少女が、同級生の少女に首をカッターナイフで深く切られて死亡したという凄惨な事件でした。同じような年代の子をもつ親の多くが、同様のことが実際に自分の家族に起きたとしたらどうだろうと真剣に考え、いたたまれない気持ちになったことでしょう。１児の親である私も、もちろんその気持ちは同じでした。

それだけに被害者少女の父親のコメントや、表情に見られたショックの大きさは、今でも忘れることができません。頭のなかに亡くなったお嬢さんの顔がパッと現れる、それも亡くなったときの変わり果てた姿ではなく、生前の笑っている顔だというのは、せめてもの救いといえるかもしれません。

突然襲いかかる過去のつらさや苦しさ

さて「突然きますよ、なんの前ぶれもなく」という表現は、まさしくこの事件が父親に通常とはかなり異なる形の記憶をもたらし、それがけっして忘れられず、彼をさいなみつづけるであろうことを示しています。そしてこれこそが、前に私が「あたかも直下型の地震のように」と評した記憶のよみがえり方であり、典型的な「外傷記憶」の特徴なのです。

このような特徴をもった「外傷記憶」に関する問題は、アメリカを中心に１９７０年代から、にわかにクローズアップされるようになってきました。日本でも10年前の阪神淡路大震災のころから注目されています。

この「外傷記憶」で、いちばんの問題点として認識されたのは、精神的な傷つきを体験すると、心は後戻りできないような変化を起こしてしまうという事実でした。もちろん精神的なショックが心の病を起こすこともあるということについては、常識的に以前より知られていました。信じられないほどの過酷な体験、たとえば拷問やいじめ、裏切り、あるいは極度な精神の過労などにより「気がふれ」たり「発狂」したり「燃えつき」たり、といったことは、ドラマや小説のストーリーとしてもひじょうに多く出てきます。

しかし最近話題となっている心の外傷に関する研究は、脳にもたらす影響を、かなり具体的に解明してくれています。ひとことでいえば、心の外傷が特殊な記憶、つまり「外傷記憶」を形成する仕組みが、よりわかりやすく説明されるようになったのです。外傷に関する研究は、事実上この「外傷記憶」の性質を解明することでもあったといえます。

少し極端なたとえかもしれませんが、「外傷記憶」は、がん細胞に似ています。

人間の体にできる腫瘍には、良性の腫瘍と、悪性腫瘍つまりがんがあるのはご存じでしょう。良性腫瘍を形成しているのはふつうの細胞に近く、腫瘍を形成しているとはいえ、めったやたらにふえることはありません。

ところが悪性腫瘍を形成する悪性細胞は、どんな状況でもふえつづける特徴をもっています。悪性細胞を顕微鏡で見ると、いかにも悪さをしそうな面構えをしています。そして手術で取り去ったつもりでも、陰にひそんでいて、やがて再発してくることが多いのです。

悪性腫瘍と同じように、「外傷記憶」の場合も、ふつうの記憶と比べると、かなり異なる性質をもっています。それは心の隅にひそみ、ときどき姿を現していろいろ悪さをするのです。それに比べて、ふつうの記憶は時間とともに薄れていきます。これは第2章で「善玉の記憶」という呼び方をすることになります。

精神医学の世界では、この「外傷記憶」による心の障害について、ここ30年ほどの間に理解が急速に広まってきましたが、そのきっかけはベトナム戦争で、前線から帰還したアメリカ兵たちがさまざまな症状を示したことによります。

彼らの多くは戦地で危険にさらされ、人が殺されるのを目の当たりにし、精神的にぼろぼろになって帰還しました。そして「外傷記憶」がもとになるさまざまな症状を示したのです。アメリカの精神医学会が、それにＰＴＳＤ（Post Traumatic Stress Disorder：心的外傷後ストレス障害）という正式な呼び名を与えたのが、１９８０年のことです。

脳をハイジャックする「外傷記憶」

ＰＴＳＤを引き起こすような「外傷記憶」がどのように成立するかは、本書の第2章の大きなテーマですが、ここでは「外傷記憶」のもつ性質、ないしはそのふるまいについて簡単に述べておきます。

「外傷記憶」には、次のような特色があります。

◎意識的に思い出そうとしていないのに、突然、しかもひじょうにリアルに、過去の感覚、衝撃がよみがえってくる（フラッシュバックと呼ばれる現象）
◎本人はいつ思い出すかと不安で、つねにビクビクしている
◎本人は思い出したときに備えて、ふだんから心を麻痺させてしまう傾向にある
◎思い出そうとしても、必ず思い出せるわけではない
◎ふつうの記憶のように、徐々に薄れてはいかない

先に述べた佐世保の事件の被害者少女の父親のコメントでわかるとおり、「外傷記憶」は突然、予兆もなく襲ってきて、次の瞬間にはもうその衝撃のボリュームは最高潮に達します。突然胸

がどきどきして息が荒くなる、手がわなわなとふるえる、殴られたときなどの感触、痛み、ショックなどがありありとよみがえる、地面が大きくゆれる感じがする、などフラッシュバックの感覚は人によってさまざまです。

これがいかに私たちの日常を落ち着かないものにし、ビクビクさせるかはおわかりでしょう。たとえば、私たちは好きな音楽をイヤホーンやヘッドフォンで聴きながら通勤や通学をすることがありますが、そんなときの音楽は耳に心地よい、気持ちの休まるものです。

しかしどうでしょう？　耳につねにヘッドフォンがつけられていて、そこからなんの前ぶれもなく頭が割れるほどの大音量の曲が聞こえてくるとしたら。それも自分の選曲やボリュームのコントロールをいっさい無視され、自分の心をいちばん暗く、つらく、悲しくさせるので、二度と聞くまいと封印していたはずの音楽が、いきなり聞こえてきたら……。

「外傷記憶」のふるまいは、このように傍若無人です。そして、この記憶にいつもビクビクし、不安に襲われながら生活することを、その人に強いるのです。

「外傷記憶」のもうひとつの特徴、それは記憶にともなう感情が薄れないということです。ふつうは、その当時どんなに悲しくつらい記憶でも、時間がたつにつれ徐々につらさもやわらぎ、何年かの後には「ああ、あのときはずいぶん悲しかったなあ」という思い出だけになるのですが、そうしたことがなく、何年たってもまったく当時と同じ感情がよみがえるのです。

こうしたふつうではない記憶は、ひじょうに強い衝撃を受けることによって生まれます。具体的な例をあげると、前に述べたようなテロや戦争をはじめ、地震、火事、津波などを体験した人、愛する人を思いがけない事故や事件、自殺などで亡くした人、肉体的・性的暴力をふるわれた人などに見られます。

また、第三者から見ればおだやかな人生を過ごし、特に劇的な体験をしていないように見えても、子ども時代に怒鳴りつけられた母親の声が突然よみがえっておびえたり、何年も前の暴力事件で殴られた感触、痛みが今でもはっきり感じられて苦しんでいる人なども少なくありません。

けっして消えない恨みの記憶

精神的な外傷を負うと、私たちの心に忘れられない記憶が形成されるのですが、これ以外のさまざまな状況で、同じように忘れられない記憶が形成されることもあります。その典型としてあげられるのが、恨みです。

もし誰かに危害を加えられたり、はずかしめを受けたりすると、その恨みは私たちの心を一生悩ませつづける可能性があります。

恨み、遺恨は、日本人にとって特別な感情といえるかもしれません。この日本人が抱く恨みをひじょうに端的に表したのが、歌舞伎や浄瑠璃でおなじみの「仮名手本忠臣蔵《かなでほんちゅうしんぐら》」のモデルとなった赤穂事件ではないでしょうか。

江戸幕府のもとで平和な日々を過ごしていた300年ほど前、暮れもせまった12月14日の夜中から翌日にかけて、江戸の吉良邸で前代未聞の討ち入り、すなわち赤穂事件が起きました。

これはもともと赤穂藩の藩主である浅野内匠頭長矩《あさのたくみのかみながのり》が、吉良上野介義央《きらこうずけのすけよしひさ》のたび重なるいじめを受け、恥をかかされたことに端を発します。腹にすえかねた浅野内匠頭は、江戸城松の廊下で吉良にいきなり切りつけるという暴挙に出ましたが、周囲の者に取り押さえられ、吉良は刀傷を負っただけ。浅野内匠頭は恨みを晴らせないまま刃傷事件の責任をとり、無念の切腹をさせられます。

赤穂藩士たちは主君の恨みを晴らすことのみを考え、それを残りの人生の目的とします。1年9カ月後、大石内蔵助《おおいしくらのすけ》ひきいる赤穂浪士47人は、旧家臣たちからのあだ討ちの催促や、世間の期待に押され、主君の命日に吉良邸に討ち入り、激闘2時間の末、見事その首を挙げました。そして翌年、全員が名誉ある切腹を命ぜられます。この時点で、47名は義士と認められました。主君に忠誠を尽くし、「義」のために死んでいったとみなされたのです。「義」とは武士道の考え方で、主君は仁をもって国を治め、臣は忠をもって主君に仕えるという、人としてとるべき道のことです。

私たちになじみ深いこの忠臣蔵のストーリーは、実際の事件をかなり脚色したものといわれていますが、それだけ日本人の心に感動が深く残る効果があります。それにしてもこの話で、私が深い感慨を抱くのは、恨みを晴らすことだけを目的にして、死んでいった彼らの生き方です。

47人のなかには16歳、18歳といってよい少年といってよい年代の義士も見られたのです。もちろん討ち入りから逃げ出した大勢の藩士もいますし、47人のなかにも、満足して死んだわけではない人もいたでしょう。しかし、討ち入りが本意でなかったとしても、恨みを晴らさないままで生きながらえる、これもまた彼らには耐えがたかったはずです。

彼らの行動が300年もの間、人々の共感を呼び、語りつづけられているのは、私たちのなかに、彼らの行動を肯定し、喝采する傾向が強く存在するということを意味してもいます。艱《かん》難辛苦《なんしんく》にあっても、恨みをけっして忘れないというのは、日本人にとって美談といってよいのかもしれません。

ただし、赤穂浪士たちが抱いた恨みの念は、ある意味では「客観的」な性質のものともいえます。彼らは、恥をかかされた当事者ではなく、あくまでも主君が受けた扱いに憤り、その恥をそそぐために、憎き吉良上野介を討ち取ろうとしたのです。これが従来の日本でよく見られた恨みの構造です。

恨みの核心に「親から愛されなかった」思いを抱く人々

赤穂事件では、恨みの念は私的なものではなく、あくまで主君のためのものでした。しかもその感情を家臣同士で共有できたからこそ、彼らは支え合い、復讐のための計略を練ることができたのでしょう。その意味で彼らは、恨みをひとりで抱える苦しみからは逃れられたといえるのです。

しかし最近では、赤穂事件のような従来の日本によく見られた恨み劇とはまた異なる、きわめて深刻な恨みを抱いている人たちがふえてきました。彼らのなかには、その恨みが本人の生まれ育った環境や幼児体験と深く結びついているケースが多く見られます。

こうした人たちが深く心に刻む恨みは、ふがいなさ、つらさを人に話してもあまり理解してもらえません。なぜならばその恨みは、赤穂事件のように客観的なものではなく、ひじょうに私的なものだからです。内容は人それぞれですが、なかでも特に深刻で、しばしばあらゆる恨みの根底に存在するのが、「親に望まれて生まれたのではない」「けっして親に愛されなかった」という気持ちです。

私たちは皆、程度の差はあっても人から愛され、望まれることによって毎日生きていく力を獲得しています。人から嫌われ、拒否され、無視されるのは誰にとっても耐えがたいものでしょう。社会のなかで生きていく以上、自分の存在や行動が周囲からどのように評価され、他にどのような影響を与えているかということは、きわめて気になるはずです。

もっとも、世の中には自信満々で、人から何を言われても、どう見られようとも動じないというような人もたしかにいます。そうした人の多くは、自分は周囲や世間から望まれ、必要とされていると、理由はどうであれ信じているのです。このように自分が望まれ、肯定されていると信じている人は、行動に自信があり、ためらうことがありません。

自分が肯定されてこの世に生きているという自信の源泉は、主として、小さいころから大事にされていると感じた体験の蓄積によるものと考えられます。「自分は生きている意味があるのだ」というメッセージを子どもが受け取ったぶんだけ、子どもは自信や自尊心を育んでいきます。

ここで重要な役割を果たすのが、子どもを養育する立場にある人、通常は両親です。そのほかにも、祖父母や保母などの存在も大きな影響を与えています。

私は以前テレビで、バイオリニスト五嶋龍《ごとうりゅう》さんの特集番組を見たことがあります。お母さんが、彼の小さいころの作文を見せていましたが、そこには子どもらしい字で「お母さんには宝物がたくさんある。そのなかのひとつが僕だ」という内容が書かれていました。このように、自分が親の宝物として愛され育てられたという確信から生まれる、ある種の感覚がたしかに存在するようです。それはこの世に生きていく実感、安全さの感覚といっていいかもしれません。

ただし、ここで前述した、「自分は生きている意味があるのだ」というメッセージを「子どもが受け取ったぶんだけ」という言い方に注意していただきたいと思います。親がそのようなメッセージを送り、子どもがすんなりとそれを受け取れる場合には問題ありませんが、そうはいかない場合もあるからです。

たとえば親が「お前がかわいい」「大事だ」というメッセージを一生懸命送っても、子どもに通じないということがあります。母親も疲れて子どもにあたったり、扱いがぞんざいになったりすることがありますが、そうしたときのことを憶えていて、自分は母親からつねにうとまれたと感じる子がいたりするのです。とりわけひがみっぽい傾向の子どもの場合には、その可能性は十分ありえます。

あるいは年齢の近い兄弟がいて、その兄弟のほうに母親のエネルギーが取られていると、「お母さんは弟を愛していて、自分は愛されていないんだ」という結論に走る子どももいるでしょう。

さらに母親の側からしても、子どもの存在がうとましくなる事情はいくらでも起きます。特にその子どもを身ごもったことで、結婚生活がきわめて複雑になった場合などは、母親にさまざまな葛藤が生じがちです。そしてつい「お前を生むことなんて考えていなかった」「お前が生まれたせいで、こんなことになってしまった」というメッセージを子どもに送ってしまう母親も、けっして少なくありません。このような場合にそれをまともに受け取った子どもは、自分は望まれていない、という感覚を、おそらく一生抱きつづけるでしょう。そして母親のかわりに自分を満たしてくれる誰かを求めつづけることもあります。こうなると、母親に対する恨みはそうとう根深いものになります。

子どもが作りあげる愛されなかったナラティブ

なお、再度ここで断っておきますが、これはあくまでも子どもが受け取ったメッセージの問題です。あるいは親とのかかわりに基づいて、子どもが作りあげたストーリー、いわゆるナラティブ（過去の自分の体験について作りあげた物語）という言い方もできます。これは、母親が子に与えた実際のメッセージとは一線を画しているのです。

ナラティブは、たとえば洗脳や似非《えせ》カウンセラーの説得によっても作り変えられる可能性があります。それまで親と良好な関係を保っていた子どもが、宗教団体や自己啓発セミナーに入ったり、似非カウンセラーのカウンセリングを受けることで一種の洗脳をされ、「そうか、自分はずっと親の言うなりになってきたのか」「母親は私のことを本当の意味ではけっして愛してくれなかったのか。結局は自分がいちばんかわいかったのだ」などと考えるようになることもあります。

私が長く治療を行なったある患者さんは、30代前半の美しい、しかも才能のある、きわめて知的な女性でした。何もかも完ぺきであるように思えるのですが、どうしても自分から男性に近づくことができません。彼女の生育歴を見ると、そこには根強い母親への恨みが存在していたのです。彼女には、自分は男性と親しくなるような権利も資格もまったくないし、そもそも人から愛されないことは最初からわかっているのだ、という確信に近い考えがありました。そしてその考えが非現実的だと周囲がいくら説明して説得しても、彼女の確信はゆるぎないものだったのです。

私は生育環境と精神障害との因果関係については、かなり疑ってかかることにしています。精神医学の歴史をひも解くと、多くの精神疾患が親の愛情不足のせいとされ、主として母親がその責任をとらされてきたという事情があります。

統合失調症にしても、神経症にしても、夜尿症や喘息《ぜんそく》にしても、子どものころ母親に愛されなかったことが大きくかかわっているという考えはじつに根強く、ひじょうに多くの人が信じているようです。しかしそれは、しっかりした疫学的な証拠もない、いわゆる俗説でしかありません。

ただし、ここで取りあげている「肯定されて生きていく実感」「この世に生きていく自信や安心感」に関してだけは、母親が与えるメッセージがかなり大きく影響していると考えざるをえないのです。

愛されなかった恨みによるさまざまな行動

それでは、親に愛されなかった恨みを抱える人が、その恨みを忘れる可能性はあるのでしょうか？

これに関しては、正直なところあまり楽観的にはなれません。時間がたてば忘れるかというとそうでもなく、50代、60代になっても、子どものころ親から受けたひどい仕打ちが忘れられなく、高齢の親にあたり散らしてしまう人もいるくらいです。

親の役割をするカウンセラーなどからだっこやおんぶなどをしてもらい、赤ちゃん時代や子ども時代の疑似体験をする「育てなおし」がこれらの人々に効果的だとする意見もありますが、精神医学的には、これは一部の例を除いてはあまり有効だとは考えられていません。おそらく自分自身の価値の観念を獲得できる年代が、ひじょうにかぎられているからでしょう。通常5〜6歳ごろの、自意識が芽生えるまでがその時期にあたり、それを過ぎてからは「育てなおし」もあまり効果が上がらないといわれています。

このため、親に愛されなかった彼らは、前に述べた私の患者さんのように、誰からも愛される資格がないと思いこんだり、あるいは一生「自分を本当に愛してくれる」人を追い求めつつ、「結局は誰からも愛されない」という体験をくり返す恋愛依存症のようになるケースも見られます。また、親から与えられなかった愛情を自分の子どもに求めて共依存の関係になったり、自分が叶えられなかった願望をわが子（特に自分と同性の子）にたくす親も少なくありません。わが子に習い事を強要したり、むやみやたらと物を買い与える親は、自分が子ども時代にそうしたことができなかった恨みに起因している場合も考えられます。

理由なき恨みを抱きつづける人々

底知れない恨みを抱く人々のなかには、これまでに見てきた客観的な恨みも、自分を愛してくれなかった人への恨みにもあてはまらず、一般の人には容易に理解できない恨みを抱いているケースもあります。怒り狂っている当人におそるおそる、その恨みの理由を問いただしても、「私の恨みがおかしいですって？　あんなことをされて、私の人生がめちゃめちゃにされたんですよ。忘れられるわけがないじゃないですか！」と、逆に食ってかかられてしまい、真相はさっぱりわからなかったりします。

そのようなとき、私たちは恨むという行為がひとり歩きし、目的化してしまう可能性を秘めていることを知るのです。こうした場合に、恨みの対象となってしまった相手ほど不幸な人はないでしょう。

皆さんは、しばらく前にテレビでなじみになった騒音オバサンを憶えていますか?

騒音で隣家の女性に不眠、頭痛、めまいを起こさせたため、2005年4月、傷害容疑で逮捕された奈良県平群町の主婦のことです。彼女は近隣とトラブルを起こして、9年ほど前からいやがらせを始め、3年前からは連日連夜CDラジカセで大音量の音楽を流したり、早朝から布団を叩いたりして、周辺住民を困らせていたようです。

私もテレビでいやがらせの実況を目にし、思わずうなりました。「ヒッコーセ、ヒッコーセ!」という甲高い声。それに合わせた布団叩きの激しいリズム。そしてあのすごい形相……。かなりの迫力でした。

彼女は何か深い恨みを抱いて、それを晴らすべく周囲に騒音という毒をまき散らしているという印象を与えます。その騒音に耐えかねて被害者女性が訴えたところ、攻撃がもっぱらその家に向けられるようになったというのですが、そもそもなぜあのような音を流しはじめたのかは、私もわかりません。

結局、騒音オバサンの恨みに関してひとつたしかなのは、そのようすがどこか嬉々として、恨みを発散させることを楽しんでいる印象すらあるということです。もちろん彼女に「恨みを晴らすことを楽しんでいる」といったら、また大変な剣幕で怒るでしょう。しかし騒音オバサンは、騒音を周囲にまき散らすことで、たしかに、なんらかの興奮を味わっていることは明らかです。

私たちは誰も、騒音オバサンのやっていることを完全な狂気とは決めつけられないでしょう。私たちは人生でなんらかの興奮を求め、それを生きがいにすらすることもあるのです。そして恨みさえも生きがいになりうるという可能性を、この例は示しています。

もちろんその恨みが荒唐無稽のものであったなら、そんな人には誰も同情しませんし、恨みを晴らす行為は犯罪と変わらなくなってしまいます。ですから、私たちは正常な思考をもっているかぎりそんな行為はしません。

しかし騒音オバサンのように、何かのきっかけで自分の恨みは根拠がある正しいものだと信じこんでしまったとしたら……。そしてその根拠が確信に近いものであったなら、人生がそれを中心に回りだしたとしてもおかしくありません。他の人と結婚した昔の恋人が許せなくて、何年もつけまわしたり電話をかけつづけたりする人や、株で損をしたと証券会社を恨んで毎日脅迫状を送りつづける人なども、そういうことをするのが許されるかと聞いてみれば、自分の行為は正当なものだと胸を張って答えるのではないでしょうか。

人はある重要な目標を達成すると、極度の虚脱状態になりがちです。それまで生活のすべてを目標達成に向けていたのですから、達成すると生きていく目的、動機が消えうせてしまいます。こうしたとき、本気で自殺を考える人もいます。

こう考えると、恨みをもつことは人生の目標が明確で、生きている意味を探さなくてすむということになります。少なくとも、恨みを抱く人は、生きる目標がなくて自殺を考えたりすることはありえないといってよいでしょう。

忘れられないケース③

人を傷つけた加害者としての罪悪感

「外傷記憶」が典型的な形で生じるPTSDは、心の傷が外部からの侵襲《しんしゅう》を受けるという形で起きたものです。侵襲、とは少しむずかしい言い方ですが、ようするに誰か、あるいは何かにより、自分自身や自分にとって身近な人の身に、深刻な害が及ぼされたような状況をさします。

人に心を傷つけられ、そのつらさ、悲しさが忘れられないというのは、誰でも常識的に十分理解可能です。程度の差はあっても、私たちが頻繁《ひんぱん》に体験していることですから。

ところで心の傷に関しては、ここに少し複雑な事情が加わります。それは傷つけられたことが忘れられないだけでなく、逆に自分が人を傷つけてしまったことも、深刻な外傷体験になるということです。

もともと精神的なストレス一般に関する研究は北米圏が進んでいました。1935年にカナダの医学者ハンス・セリエが、現在使われている意味でのストレスという語を発表し、心身の危険を感じると、交感神経の興奮が起こり、さまざまな身体的な反応を起こすことを明らかにしました。その後、ベトナム戦争を契機にＰＴＳＤ研究が急速に進められたという経緯があるのです。

それだけに、ストレスや外傷に関する英語圏での論文はひじょうに豊富なのですが、私がそれらを読み進めていると、しばしば気になることがありました。それはストレスとか外傷というと、外部からの侵襲によるものばかりが扱われ、加害者となったことによる外傷性についてはあまり論じられていないということです。

アメリカでは、ホームズとレイエという人たちが１９６７年に発表した「社会的再適応評価尺度」(Holmes and Rahe's Life Events Scale) という、人生でのストレスの大きさ順のランキングづけがしばしば用いられます。(次ページの表参照)

それによると、第1位は配偶者の死、第2位は離婚、第3位には別居といったように、人生の出来事がその深刻さの順にあげられています。しかし不思議なのは、そこにあげられた40あまりの項目のうち、人を傷つけてしまったことによるストレスという項目が、どこまでいっても見あたらないのです。

しかし私には、人を傷つけた体験は「外傷記憶」としてもっとも深刻なもののひとつである、

社会的再適応評価尺度（Holmes and Rahe's Life Events Scale）

順位	出来事	ストレス値	順位	出来事	ストレス値
1	配偶者の死	100	23	子どもの独立	29
2	離婚	73	24	親戚とのトラブル	29
3	夫婦の別居	65	25	自分の輝かしい成功	28
4	留置所などへの拘留	63	26	妻の転職や離職	26
5	家族の死	53	27	入学・卒業・退学	26
6	ケガや病気	50	28	生活の変化	25
7	結婚	47	29	習慣の変化	24
8	失業	45	30	上司とのトラブル	23
9	婚姻上の和解	45	31	労働時間や労働条件の変化	20
10	退職	44	32	転居	20
11	家族の病気	40	33	転校	20
12	妊娠	39	34	趣味やレジャーの変化	19
13	性の悩み	39	35	宗教活動の変化	19
14	新しい家族がふえる	39	36	社会活動の変化	18
15	転職	38	37	１万ドル以下の借金	17
16	経済状態の変化	37	38	睡眠習慣の変化	16
17	親友の死	36	39	家族団らんの変化	15
18	職場の配置転換	35	40	食習慣の変化	15
19	夫婦げんか	31	41	長期休暇	13
20	１万ドル以上の借金	30	42	クリスマス	12
21	担保・貸付金の損失	30	43	軽度な法律違反	11
22	職場での責任の変化	22			

と確信をもっていうことができます。そして国民性などもあり、おそらく同様の調査をわが国で行なった場合は、この種の加害的な体験からくる外傷が大きな比重を占めるのではないかと思います。

人を傷つけた心理――藤沢周平の作品から

誰かを傷つけた体験は、人の心にどのような傷を残すのでしょうか？　藤沢周平の『三屋清左衛門残日録』（文春文庫）という短編時代小説集に「高札場」という作品があり、これには人を傷つけた心理がうまく描写されていました。人間は傷つけた記憶をいつまでも手放せないのか？　つらいのは傷ついたほうか傷つけられたほうなのか？　そんな問題を考えるうえで、いろいろなヒントを与えてくれる小説です。

そのストーリーをざっと紹介してみましょう。

源太夫という壮年の武士が、ある日高札場で原因不明の割腹自殺を遂げました。目撃した者によると、彼は腹を切る前に「自分は卑劣な男だ。もよどのの不幸は自分のせいだ」というようなことを叫んだということでした。調べると、この「もよ」とは、源太夫が昔捨てた友世《ともよ》という娘であることがわかりました。

若いころ、源太夫は友世と夫婦約束を交わしましたが、その後婿養子の話があり、出世を望んだ彼はそちらの家の婿になってしまいました。捨てられた友世は別の男を婿にとったものの、病弱であったことも重なり、それから2年ほどで亡くなっていました。

さて、のちに友世が死んだことを知った源太夫は、自分が捨てたことで彼女が若くして死んでしまったという罪の意識をずっともちつづけていました。そして初老期にさしかかってうつうつとした気分で昔のことを思い出し、なんらかの形でわびなくてはならないと、ある日割腹してしまったのです。

ここで源太夫に起きた心の動きを追ってみましょう。

源太夫は、友世にひどいことをしてしまったという思いをもちつづけていました。「彼女を幸せにしてやることができたのに、それをあえてしなかった。そのため友世は失意のうちに死んでしまった。自分はなんと罪深い人間なんだろう……」

つまり自分が彼女を捨てたことで、相手は不幸になったのであり、彼女を殺したに等しいのだから、一生自分は責任を負いつづけなくてはならないという思いが心から消えなかったのです。

ところでこの小説がおもしろいのは、じつは友世のほうに源太夫が知らなかった事情があったことです。友世は源太夫のことをあっさりあきらめ、別の相手を婿にして幸せな結婚をしたのでした。年端もいかない16歳の、まだろくに判断もつかない娘の恋でしたし、忘れることも早かったのです。友世としては源太夫という男にひかれていたというよりは、恋に恋していたようなところがあったのかもしれません。

また友世はおとなしい女で、自分を捨てた源太夫が忘れられず、思いつめて悩んだあげく病に伏せったと皆は勝手に思いこんでいたのですが、調べていくとじつは彼女は活発な気性で、源太夫のことをけろりと忘れ、婿に夢中だったということもわかりました。案外友世は、「彼にふってもらったおかげで、結果的に私はかけがえのない人と結婚することができたんだわ」と、むしろふった源太夫に感謝していたのかもしれません。

もっとも現実には、このような状況で傷つき、傷つけられる関係は小説とは逆のケースのほうが多く、世の男の多くは、ふった女のことなどさっさと忘れて、新しい彼女との関係を楽しむのでしょう。男はえてしてそういう勝手な生き物です。こうした「男性は身勝手で、女性はつねにその犠牲となり心に深い傷を負う」というステレオタイプ的なイメージを、私たちはもつ傾向にあります。そのため、たまたま源太夫のようなまじめな男が女性を裏切ると、このイメージにとらわれて、「自分は相手を傷つけてしまったに違いない」と思いこみ、いわれのない深い罪悪感にかられるわけです。

ある女友だちが教えてくれたこと

さて、ここからは私事で恐縮ですが、私がごく若いころの体験です。

当時つきあっていた女性と、あるとき深刻な喧嘩をして別れる、別れないという話がもちあがりました。そしてすったもんだが一段落したころ、彼女がぽつんとこんなことを言ったのです。

「女にとってはね、ふられて独りになる経験も、案外悪くないと思うのよ」

これを聞いてひじょうに意外に思いました。というのも、私には男である自分から別れを告げるのは、相手を傷つける利己的な行為だ、という考えしかなかったからです。そこで思わず、それはどういうことかとたずねると、彼女はこう答えたのです。

「悲劇のヒロインを演じて満足するようなところが、女ならたいていあるものよ。それに想像のなかでは、別れた男をいつまでも美化しておけるからね。相手の男の記憶を心のなかにしまっておいて、たまに思い出して楽しむというのは、案外悪くないものじゃないかしら」

これは、人を傷つけずに恋愛関係を終えることのできる、ふられた側だけに可能な行為です。そして頭のなかでするめのように噛みしめるだけ噛みしめて味わった、自分をふった相手のイメージは、現実に新しい恋人ができた際にはすぐにでも忘れることが可能なわけです。

忘れられない記憶の特徴として、「それが想像上でいくらでも増幅可能である」ということがあげられますが、これは、自分が相手を傷つけたという体験にもあてはまります。なぜなら相手の心の痛みを、自分が直接知ることはできないからです。だからこそ「相手を傷つけるよりは、自分が傷つけられたほうがましだ」という考えが生まれたりするのでしょう。

しかし相手を傷つけた、ひどく罪深いことをしたと思っているのに、相手のほうはそこまで苦にしていないということもあるでしょう。前述した、「高札場」の源太夫も、友世が不幸だと思いこんでいましたが、それは勝手な思いこみでした。

罪悪感をともなった過去の思い出は、案外当人の想像の産物であるかもしれないのです。

人をひいてしまった感触が忘れられないテリー

ただし、加害者的な体験記憶は、想像の産物とはいえない、厳然とした事実であることも少なくありません。そうなると、ことは深刻になります。

私の出会ったなかで、加害者としての記憶が頭をけっして去らなかったもっとも深刻なケースとして、テリー（仮名）を思い出します。

30代後半の独身の白人男性で、いつも10歳も年上のガールフレンドといっしょに私の外来に現れていた彼は、最初の出会いからひじょうに印象的でした。役者ばりの整ったマスクと、それにしては惜しい、いかにも最近になって急にはげあがった感じの前頭部。そして何より、左手のひじから先に金属の義手をはめていたのが目をひきました。旧式の義手らしく、使っていないときはピンセットを開いたような形で、ひじ関節から曲がり、前方に突き出した義手でした。

彼は隣の州でPTSDという診断で治療を受けていたのですが、私の仕事場のある町に引っ越してきたために、私が治療を引き継いだのです。

彼の病歴を聞いたときは、圧倒されてしまいました。幼少時から父親によってくり返された折檻、言葉による虐待を皮切りに、両親の離婚のため自活しなければならず職を転々とし、さまざまな苦労をなめていたのです。仕事で何度も体験したけがや骨折、わが子との死別、妻の浮気による離婚と、その人生は何から何まで例外的で、これほどの外傷を一生のうちに体験する人などありえないのではないか、と思うほどだったのです。

そんな半生のなかでいちばん頭から離れないという体験を、彼が話してくれました。

テリーは20代の前半に、しばらくナショナル・ガード（州兵）に加わっていました。ナショナル・ガードは一種の軍隊組織で、仕事をもった人が週末や休暇に軍隊へ参加して訓練を受け、軍関係の短期間の仕事をこなすシステムです。軍隊に準ずる給与・福祉を受けることができるものの、戦時は真っ先に戦線に送られる可能性もあります。

テリーはこのナショナル・ガードで、実戦さながらの訓練を受けたというのです。軍の敷地で、数十人の仲間が敵と味方とに分かれて戦い、実際に戦車も操縦するかなり大がかりなものです。実弾は使わないものの、頻繁にけがをともなう激しい訓練で、夜間も敵に見つからないように明かりを消し、ひっそりとテントを張って野営をします。

テリーがある日の夜間、戦車を操縦して荒野を進んでいくと、前方の藪に隠れるようにしてこんもりとした影が見えた気がしました。霧雨でひじょうに視界が悪く、ふといやな予感がしたそうですが、見直すと単なる茂みのようでした。そこは野営をしてはいけない場所だったということもあり、彼はそのままスピードを落とさずに戦車を進めたそうです。

かなり間近になったとき、ほんのかすかなタバコの明かりが見え、彼は自分の判断が誤りで、それが敵側のテントであると気づきました。あわててブレーキをかけようとしたときは、すでに遅く、戦車はテントを巻きこむようにして一気に押しつぶしてしまいました。7人の人間がテントもろとも、テリーの戦車の下敷きになったわけです。

戦車がバリッと音を立てて大きくゆれた、とテリーは話してくれました。その音と振動が何によるものか、彼ははっきり言おうとはしませんでした。ぽつんと「事故として処理されはしました。でも……」と言ってあとは口をつぐんでしまい、その後二度とこの話題には戻ろうとしませんでした。この事故によって彼はナショナル・ガードを退役しました。しかしその後も、バリッという音と振動はけっして脳裏から消えず、テリーをさんざんさいなんだのです。

彼が電車への飛びこみ自殺を図ったのはそれから数カ月後のことでした。線路脇の茂みに隠れていて、やって来た貨車に飛びこもうとしたのです。しかし最後の瞬間に身を大きく投げ出すことができず、伸ばした左腕だけをもぎ取られてしまいました。テリーが片腕なのはこうした事情からでした。

テリーにとって忘れられない「外傷記憶」、それはまさに他人を傷つけた感触そのものでした。そのつらさは、片手を失う程度では少しもまぎれることはなかったのです。

「どうして、もっと思い切って線路に飛びこまなかったのかと、今でも悔やむことがあるんですよ。それだけが心残りなんです」と、テリーはときどき語っていました。

ここまで悲惨な体験はそう多くはないはずです。しかし日本でも、太平洋戦争の戦地での記憶を抱えている年配の人は、かなりいるはずです。また、車で人身事故を起こしたり、その他の過失致死罪に問われた人もたくさんいるでしょう。こうした体験で自分が悪かったと自責の念に苦しむのは、欧米人より日本人に多いようです。

ちなみにこのテリーのような体験は、戦闘体験者からしばしば聞かれるという報告がありま す。ベトナム戦争の帰還兵に関する調査では、戦闘によって人を傷つけた罪悪感を抱いているか否かは、彼らが将来自殺をするかどうかを予測するもっとも重要な指標のひとつだといわれています。これは、ベトナム戦争だけでなく、現在イラクに駐留しているアメリカ軍に関してもいえることです。この問題は、次に紹介するサバイバーズ・ギルトとも重要な関係があります。

生き残ってしまった罪悪感が消えないサバイバーズ・ギルト

自分が傷つかなかったにもかかわらず、あるいは傷つかなかったからこそ、それが外傷体験になるという現象は、いわゆるサバイバーズ・ギルト（survivor's guilt：生存者の罪悪感）と多くの共通点をもちます。サバイバーズ・ギルトとは、事故や事件で多数の死者が出たときなどに、自分だけ運よく生き延びた人がもつある種の罪悪感です。

この種の罪悪感については、最近のニュースにも例が多く見られます。

平成17年4月のＪR西日本、尼崎脱線事故の衝撃は、今だに私たちの記憶に新しいものですが、この事故は、生き残った人たちにとっても、特殊な意味で忘れられないものになっているようです。

脱線した電車は、第1両目が完全にマンションの1階部分に入りこんでつぶれたため、1両目の乗客約150人のうち、生存者はわずか数人。そのうちのひとりの女性は、事故以来、つねに「自分ばかりがなぜ生き残ったのか」を考えつづけ、そして自分が助かって、他の人が亡くなったことに、ひじょうに大きな罪悪感を感じているというコメントを出していました。

ある意味では、こうした「生存者の罪悪感」とは、じつに不思議な感情です。自分が運よく生き延びたのであれば、それを素直に喜び、安堵すればいいような感じですが、そうではありません。すぐ隣に立っていた人は亡くなり、自分のほうは助かった。自分があと1歩移動していたら、隣にいた人は命を落とさなくてすんだかもしれないといったような、加害者意識にとらわれた考え方をしてしまうのです。

もし船から転落して海を漂流していた人が、偶然通りがかった船に救出されたといった、まさに九死に一生を得たような場合は、助かった思い出は喜びをともなったものとなるでしょう。罪悪感をもったり、自責の念にかられたりすることはありません。

ところが同じように助け出された体験でも、多数の死者が出た事故の場合、事態はまったく異なります。生き残ったことに安堵し、自分の幸運を素直に喜び、感謝することはできません。たとえ喜びを味わっても、次の瞬間に、頭は自分のような幸運に恵まれずに死んでいった人々のことによって占められてしまうからです。それは想像するだけでもつらく、そら恐ろしい体験といえるでしょう。

おそらく「生存者の罪悪感」をもつ人は、けっして解決することのない問題に取りつかれてしまっているのでしょう。それは、「自分はどうしてこのように生き残ったのか?」「自分はどうして他の人と同じ運命ではないのか?」という問いです。

敗戦後、特攻隊で生き残った人々は、このサバイバーズ・ギルトに苦しむことが多かったといいます。先に述べた尼崎脱線事故で生存した人も、やはり同じ問題を頭で反芻《はんすう》しているようです。

こうした苦しみについては、できれば専門家に相談するのが望ましいとされています。

過去に時間が逆流するうつ病

これまでに説明した忘れられない記憶は、騒音オバサンを除けば、ある意味では正常心理の延長にあります。前にあげたような、衝撃的な体験をしたり、何かを深く恨んだり、あるいは加害者の立場で罪の意識を抱いた場合、私たちは誰でも同様の心の動きをもち、忘れられなくなる可能性があるのです。

ところが精神医学的な病理を抱えた人たちのなかにも、それが「過去を忘れられない」という形をとるケースがあります。

過去を忘れられない病理のなかでも、まずいちばんにあげられるのが、うつ病です。

うつ病は、軽症なものを含めると、数人にひとりの割合で一生のうちに一度は体験するものです。ただしこの数字には、当人がうつだと気づかずに体験するケースも含まれているとお考えください。

うつ病の心の世界は、まさに過去志向、「あとの祭り」的な思考であり、未来は閉ざされた救いのない世界です。彼らにとって、生きることとは過去に生きることであり、すでに起きてしまったことを振り払ったり、乗り越えたりできなくなってしまっています。こうしたことは、基本的には脳の病気で起こり、薬による治療が原則となります。

このような例として、ある患者さんを見てみましょう。

猛烈社員Fさんの誤算

Fさんは62歳。まだ若々しい50代の奥さんにつき添われ、私の外来を訪れたのは半年ほど前のことです。肉がそげ落ちた頰や白いものがまじった頭髪など、Fさんは実年齢よりもっと歳がいっている感じでした。

奥さんによれば、1年前に会社の管理職を退いたときには生気にあふれていたそうです。「いいかげんな仕事をするぐらいなら、最初からやらないほうがましだ!」というのが口ぐせで、会社では猛烈な働きぶりでそうとうな地位までのぼりつめました。60歳を過ぎてからは仕事ひと筋の人生に区切りをつけ、第2の人生をエンジョイしようとはりきっていたので、その割り切り方も潔いと、職場では一種の美談になったそうです。

Fさんの数少ない趣味は、家のリフォームです。やるとなったら徹底的にやるタイプで、庭に木造デッキを作ったときなどはプロ顔負けのできばえだったそうです。ですから退職後は、趣味のリフォームを思う存分に楽しもうと思っていました。

ここまでの描写でもおわかりのように、Fさんは少なくとも退職した時点では未来に目を向け、過去を引きずったりしてはいなかったのです。

ご夫妻は、退職に合わせて建設中の郊外の家に移り住む予定でした。都心からはかなり離れますが、Fさんはリタイア後の時間を存分に使って、この新居と庭を思うがままに改造するつもりだったそうです。仕事をしている奥さんは、このプランにもろ手を上げて賛成というわけでもありませんでした。職場と自宅が遠くなってしまいますし、これまで住み慣れた家を離れなくてもいいのに、と思ったそうです。しかし夫が望むとあればしかたありません。それに、Fさんが一度言いだしたらてこでも動かない性格であることを奥さんはよく知っていました。

さて、待ちに待った退職となりました。しかし家の完成が当初の予定より半年以上も遅れており、すぐに転居するつもりだったFさんは肩すかしをくらってしまいました。奥さんは勤めに出かけ、彼は家にぽつんと残されて、退屈な生活を送ることになりました。

「あまりにひまで気が抜けてしまい、しばらくぼんやりとした日がつづきました」とFさんは当時のことを述懐しましたが、私の目にはこのころから彼のうつの虫がムクムク動きだしていたように思えます。

そこでFさんは新居に引っ越すまでの間、派遣会社で半年ほど勤めることにしました。管理職だった現役時代と同じような仕事・待遇の職場ではありませんが、「働けるなら仕事はなんでもいい」と、片手間でできそうな職場に勇んで出勤しました。

ところが彼はここで愕然としたのです。派遣先では、パソコンが使えないことにはまったく仕事になりません。現役のころは、パソコンを敬遠して入力などを部下にいっさいまかせていたので、Fさんはさっぱり仕事ができず、一気に厄介者扱いされるようになりました。数カ月間がんばったものの、パソコンの扱いは今ひとつ。ちょうどそのころ、おりよく新しい家が完成したので、Fさんは派遣会社を退職しました。

あれもこれも間違いだったうつ患者の人生

さて新居に引っ越したFさんは、念願だった家のリフォームに、さっぱり胸が踊らない自分が不思議でした。仕事に行かないで家にいると、朝から体がだるく気分もすぐれないので、昼過ぎまで寝ているようになりました。午後になってようやくエンジンがかかり、リフォーム材料などの買い物を始める気になっても、Ｆさん宅は駅から遠い新興住宅地ですし、駅前も閑散としてコンビニさえないありさまです。こうなると駅前に出かける気にもならず、もうリフォームどころではありません。

このころから、Ｆさんの心のなかで何度となく同じ考えがよぎるようになっていました。

「自分の決断がすべて間違っていたのではないか？　こんなところに家を買ったのが失敗だったんだ。それにあんなところに派遣に行ったのも間違いだった。あれで自分が能なしの気分になり、すっかり弱気になってしまった。もしかしたら会社を退職するのが早すぎたのかもしれない。まだあと数年はバリバリやれていたのに……」

そして考えは決まって、次のように移っていきます。

「きちんと人生を立て直さなくてはならない。元の自分に戻らなくてはならない。それには根本から、すべてやり直さなくてはならない。でも……」

でも、すべてやり直せるわけがないことをＦさんは知っていました。何もやる気が起きず、やがてテレビをつけっぱなしで1日起き上がれない状態になるまで、ひと月もかかりませんでした。

このころのことを奥さんは述懐します。

「とにかく夫は何も考えられなくなってしまったんです。いえ、何かを考えてはいたのかもしれませんが、話すことはすべて堂々めぐりなんです」

たしかにFさんの考えは、堂々めぐりの渦に巻きこまれたようで、「こんなところに家を買ったのが間違いだ、派遣会社であんな仕事をしたのがいけなかった、あのときの退職が早すぎた……。俺は馬鹿だ、どうしようもない、いっそ生まれてこなければよかった」と、生まれる前の過去にまでさかのぼってしまっていました。

彼がこれほど過去を忘れられないのには理由がありました。それは過去をすっかり清算し、ゼロからやり直さないかぎりは先に進めないという観念にとらわれていたからです。このような観念は、完ぺき主義者だったFさんの行動や考え方とうまく結びついていたというわけです。

読者の皆さんにとって、うつ病にとりつかれると、このように過去にこだわり、過去が忘れられなくなるのはいったいなぜか不思議に思われるでしょう。しかしFさんの忘れられない病に、理由などないのです。それがうつ病という、脳の病気の症状だというしかありません。

別の言い方をするならば、過去を置いて先に進むという機能を奪うのが、うつ病だ、といっていいでしょう。

ただし、うつになった本人はそうは思っていないのです。私がFさんに抗うつ剤をすすめたときも、彼はなかなかそれを飲むことを承知しませんでした。

「先生、薬を飲んだって、前に住んでいた家に戻ることなんてできやしませんよ。すべてやり直さないかぎり救われないんですから。それが無理なんだから、死ぬしかないんです」と抵抗しました。

しかし最終的にFさんは、抗うつ剤を飲むことに同意してくれました。するとこの抗うつ剤がけっこうよく効き、飲みはじめて2カ月後には、もうかなりふつうになっていたのです。

「先生、今度駅前にスーパーマーケットができてね、散歩コースに入れちゃったんですよ。こんな年して、奥さんたちにまじってリンゴを選んでいてもしょうがないんですがね」

Fさんはケロッとして、そんなことを言うまでになりました。

「ある過去」にすべてが起因するという人々

私たちがふつうの生活を送っているときは、ひとつの現在を生きるために、確実にひとつの過去を捨てていることになります。ちょうど大きさの決まった本棚に、買いこんだ本を詰めているようなもので、大事な本は残っていくでしょうが、新刊本を買い足せば、古くていちばんいらない本を捨てなければなりません。

過去を忘れるのは、今を生きるためでもある、といえばちょっと教訓めいて聞こえるでしょうが、じつはこれは忘れる能力を備えた私たちの脳が、自動的に行なってくれることでもあるのです。

ところがうつ病になってしまうと、「ある過去」が忘れられないという症状が出てしまうのです。私の出会ったうつ病の患者さんのなかには、過去のある上司との出会いが、現在抱えているすべてのトラブルの元だと考え、自分の周囲のことはなんでもその上司に結びつけてしまうケースがありました。また、病気をもって生まれてきたわが子に強いこだわりがあり、子どもを生んだことが間違いではなかったかと、いつでもどんなときでもそのことに悩みつづける人もいました。このようにあることにこだわり、「あれは、すんでしまったことだからしかたがない」と思い切ることができない人は、意外なほど多いものです。

ところで本書は忘れるための技術を紹介する本で、「どうしたら過去を忘れられるか?」というメインテーマは第3章でくわしく述べていきますが、ここで回答のうちのひとつを先に出しておきましょう。

すなわち、過去を忘れるための少なくともひとつの方法は——うつを治すことなのです。

抗うつ剤が効けば過去へのこだわりを忘れることができ、再び未来に向かう正常な心の働きを取り戻すことができるのですから。ただし残念なことに、うつ病は服薬で100パーセント治るというわけではありません。薬を飲んでもうつ状態がよくならず、時間の逆流に流されつづける人も、かなりの割合で存在します。

過去にしばりつけられ、ある行為をくり返す強迫神経症

精神医学で問題になる「忘れられない病理」として、うつ病の次にぜひあげなくてはならないのが、強迫神経症です。

強迫神経症とは、気になったり、不安を抱いたりして、ひとつの行為をくり返す病気です。たとえば、あとで例としてあげますが、過剰な手洗いを何度もくり返すのは、この病気の典型的な例です。ひたすら歯磨きをしたり、何度も体をアルコールで消毒する人などもいます。こうした人たちは、「手を洗わなければきたない」「歯磨きをしないと口臭がする」「消毒しなければ病気にかかってしまう」などという気持ちが根強く、いくらくり返しても不安感が消えません。

何度も必要以上にバッグの中身を確認したり、家の戸締まりを確認するなどという行為は、心配性の人によく見られるものですが、1分おきにかばんのなかをたしかめなければ気がすまないというようになれば、やはり強迫神経症といえるでしょう。

また、ナンバープレートや電話番号などの数字を見ると、足したり引いたりして決まったラッキーナンバーにしなければ悪いことが起きると思いこんで、ひたすら頭のなかで計算をしたり、敷石はひとつおきに踏まなければいけないと決めて、踏み方を間違ったときは最初からやり直すとか、物を置くときは絶対に左右対称に置くなど、その人なりのルールがあり、それをしないとがまんできないなどという人たちがいます。また運転中、気づかぬうちに人をひいたのではないかと気になって、しょっちゅうタイヤや車の後部を調べている人などもいます。

この病気をもった患者さんたちも、うつ状態とは違う意味で過去にこだわりつづけます。彼らの場合は、人生がまさに過去の思い出にしばりつけられてしまい、そこで止まってしまっているかのような印象を受けますが、それは彼らが、ある種の完ぺきさを達成することなしには先に進めなくなってしまっているからです。

そのために、彼らはしばりつけられた過去に由来するさまざまな行為、手洗いや歯磨きや消毒や戸締まり確認などにこだわるようになります。

手洗い強迫の蔵君の思い出

ここでもひとつ、そうした過去が忘れられない人の例をあげましょう。

私が東京の下町にある蔵君（仮名）の家を訪れたとき、彼は真冬だというのに、はだし、半ズボン、Tシャツで呆然と部屋の真ん中に立ったままでした。歳のころは20代後半、精神科医として駆け出しだった当時の私と同年齢です。ひげも剃らず、髪はザンバラ、もう床屋へも久しく行っていません。やせて皮膚は青白く、ちょうど写真で見る芥川龍之介の風貌に似ていました。彼の両手は、前腕の半ばくらいまで粉がふいたように白くなっています。その両手をどこにも触れないように、胸の前で合わせて宙に浮かせたままにしています。

彼の部屋にはところかまわず新聞紙の山がうず高く積もり、いつもすえた匂いが漂っています。座るスペースがないので、しかたなく、私はよく立ったままでいろいろなことを話しました。彼の日常のこと、私の医者としてのトレーニングのこと、最近世間をにぎわせた事件や流行している歌など、とりとめのないことです。蔵君と私は同年齢であるほか、性格がどことなく似ていて、お互い友だち同士という雰囲気がありました。それまで医者不信だった彼が、母親が連れてきた新米の精神科医（私のこと）の往診を受け入れたのには、そうした理由があったようです。

蔵君とのつきあいは、その後私が長い留学に出てしまうまで4年間半つづきました。最初の出会いから、もう20年以上たってしまったことになります。今、彼がどうしているかはまったくわかりませんが、現在でも私は何度となく思い出します。そして本書で彼のことを紹介するのは、まさにあのころの彼が過去にすっかりとらわれて、1歩も先に進めない状態に陥っていたからです。

蔵君の診断名は強迫神経症。さらにくわしくいうと、不潔恐怖症ないし手洗い強迫の状態といえます。彼は1日のかなりの時間を、強迫的な手洗いに費やしてしていました。石鹸をつけて丹念に洗い冷水で流す、それ自体は数分間の作業ですが、それを何度も何度も何度もくり返します。手が清潔になった、きれいになった、というすっきりした気分を求めて。

そしてちょっとした水のはね具合が気になったり、石鹸の泡の形が「正しくない」とすっきり感が味わえず、また手洗いをやり直すのです。このため手洗いは2時間、3時間にも及び、皮脂が出るそばから石鹸で除かれ、肌を潤すひまがないため、手が粉をふいたように真っ白になっていたのです。

どうして蔵君は、何時間も手を洗わなくては気がすまないのでしょうか？　それは彼が本当に洗い落としたいのは実際の手の汚れではなく、汚れてしまっている過去の記憶だからです。

人の意志も強制力もすべてきたないもの

彼の人生が、現在進行形で進んでいたのは、大学受験を失敗して浪人生活を始めたころまででした。都立の有名高校に通っていた蔵君は、比較的順調な受験生生活を送っていましたが、持ち前の潔癖症にときどき悩まされていました。彼が不潔を嫌い、手洗いを何度かくり返すということは、思春期に入ったころからありましたが、それでもまだほんの数分間で終わっていたのです。

このころの蔵君にとっては、きたないと感じられるものは比較的具体的なものでした。性の話に興味はあるけれど具体的なセックスはきたなく感じられたとか、うそを言うと自分が不純に感じられたといった程度です。彼はひじょうに奥手でまじめ、心やさしい少年で、首尾よく大学に入ったらいろいろなことを学んで人生を開花させたはずでした。

ところが彼の父親は教師で、人一倍教育熱心だったため、蔵君に名門大学に進学するように強要しました。彼は父親のすすめる名門大学ではなく、もっと偏差値が低くても好みに合った大学を受験したかったそうですが、しかたなく父親の意向に従い、その結果失敗して浪人せざるをえなくなってしまったのです。

蔵君は、自分が父親の意向に従わされていることに無性に腹が立ちました。そしてそれに反論できない自分にもふがいなさを感じ、それが徐々に高じていったのです。自分の意思に反して勉強を詰めこまれた高校時代、価値観を押しつけてきた父親の言葉の数々、それらはすべて汚れていると感じていました。これらを自分の頭からぬぐい去り、過去にさかのぼってやり直しをすることでしか再出発できないと思いました。そのために彼は「いったんすべてをきれいにしてから」しか何事も始められないと思い、過去を洗い流そうとしていたのです。

蔵君が汚れを嫌い、ひたすら手を洗うという症状について考えてみましょう。こうした過剰な手洗いはなんのためだったのでしょうか?

彼にとっては、自分自身以外に清潔なものはありません。

この「自分のものはきたなくないが、他人のものはきたない」という感覚は、たとえば唾液のことを考えればわかります。自分の唾液はきたなくないが、他人の唾液はきたないという感覚を私たちはもちます。また自分の唾液でも、いったん口から出てしまったものはきたないのですが、口のなかにあるうちはきたないと感じる人はあまりいないでしょう。同様の理屈から、自分の体に由来するものは、汗も垢も蔵君にとってきたないものではありません。だから風呂に数カ月間入らず悪臭ぷんぷんでいても、そうした自分の状態を不潔とは感じないのです。

そして唾液と同じように、蔵君にとっては、他人から出たものは意思とか強制力といった目に見えないものであっても、きたなくて洗い流すべきものと感じられたということです。父親に屈していやいや受験した過去、父親の意思にそい、その結果として起きたいろいろなことなど、すべてきたないものととらえられていたのです。

蔵君にとって、時間は受験生時代のときに止まったままで、当時の「きたない」ものを洗いつづけているのです。いくらそれは過去のことだといっても、彼にとっては洗い終わらなければその先には進めません。

強迫神経症に苦しむ人々は、一般に過去を抱えこみ、なんとかしようとあがきつづけている、といってもよいでしょう。

脳が過去の興奮や快感を忘れない薬物中毒

心理学者のドクター・ファーバー（仮名）は、私にとっていまだに忘れられないケースです。彼はもう何年も前、私がアメリカのクリニックで働いていたときに会った患者さんでした。かっぷくのいい、ひじょうに知的な50代半ばの初老の白人男性です。身なりさえきちんとしていれば、PhD.（博士号）をもったインテリだというのも十分納得できる雰囲気をもっていました。実際、彼はそれまでは、現役の臨床家として毎日患者さんの治療にあたっていたのです。

私が精神科のコンサルタントとして彼に会ったのは、薬物依存の治療病棟でした。彼はコカイン中毒を独力では断ち切れずに、とうとうそこに行き着いたのです。

同じ治療者という職業をもつこともあり、私は彼の話をとりわけ興味深く聞きました。

「いや、自分がこんな羽目になるとは考えてもみませんでしたよ」

聞けばドクター・ファーバーは、それまで薬物依存の患者にも治療を施しており、薬物を自分で試してみたこともあったそうです。アメリカでは、若いころ、酒、タバコのほか、マリファナを体験する人が多く、マリファナを1回も吸ったことがないという人はむしろ変人扱いされかねません。

彼は、患者の体験を少しは知らなくてはいけないという理由から、スピード（アンフェタミン、覚せい剤の一種）も試したことがありましたが、それらの中毒になったことはなかったそうです。「自分は薬物依存になるようなヤワな精神力ではない、という自信がありました。何しろ心理学の専門家ですし、患者に薬物乱用の恐ろしさを説くことはあっても、まさか自分が中毒になるとは思いませんでしたよ」

私は話を聞きながら、「自分もそんなことをときどき考えるなあ」と内心彼に共感しました。もっとも私は薬物はおろかマリファナすら吸ったことがなく、酒ともタバコとも縁がありません。しかしドクター・ファーバーの変な自信と何か共通する自負心を、自分のなかにも見る気がしました。

脳にしみついた空前絶後の快感

彼はふとしたことからコカイン中毒になってしまったのですが、そのきっかけというのを語ってくれました。

当時、妻から離婚を言いわたされた彼は、ヤケになってバーで酒を飲むようになり、そこで女性ダンサーと知り合い、彼女の部屋に誘われました。久しぶりのことで勇んでベッドに向かおうとすると、彼女が薬物をすすめたそうです。

「これを吸えば元気が出て、快感も増すわよ」

小さな薬の粒を火であぶって、その煙を吸いこむ、クラックというコカインの一種です。ドクター・ファーバーも仕事柄よく知っていたので、特に驚きはしませんでした。

「私もやってみました。自分が絶対にヤク中になんてなるはずがないという過信があったんでね。それを吸ってから彼女とベッドに入ったんです」

私は、コカインの体験談はそれまで数えきれないほど聞いてきましたが、ドクター・ファーバーの場合は同業者ということもあり、やたらと真実味をおぼえつつ聞きました。

「最初から、今までとまったく違う感じでした。ものすごい絶頂感なんです。あんな快感は生まれて初めてでした。そのあとで眠ってしまいましたが、次に目が覚めたとき、まず考えたのはこうです」

彼はひと呼吸おいてこうつづけて言いました。

「次はいつあれを吸うことができるんだろう?」

それから確実にドクター・ファーバーは変わったのです。人生の目的は、初めて体験した絶頂感を追うことだけになり、女性ダンサーの部屋に入りびたり、毎日コカインを吸いつづけ、あっという間に貯金を使い果たしてしまいました。そしてヤクをやるために盗みまで働くようになり、最後には薬物依存の患者として薬物治療病棟に入院したのです。

嗜癖的《しへきてき》な性格（addictive personality）といわれる、食べ物依存から薬物依存、人間関係依存へと転々とする人たちがいます。そうした人たちは一般に意志が弱く、薬物や人からの誘惑に屈してしまいやすいともいわれます。ただし、何にどこまで依存するようになるかは、人によりぜんぜん違います。

ドクター・ファーバーが、どの程度この嗜癖的な性格の基準を満たすかわかりませんが、おそらく誘惑をはねつける力はかなりもっていたと思います。マリファナにもアンフェタミンにも屈しなかったのですから。

しかし、彼の脳のなかの扁桃核《へんとうかく》という部分は、コカインに対して異常に反応してしまったのです。そして一度生じた依存は、簡単なことでは消えません。なぜなら扁桃核がそれを憶えこんでしまい、絶対に忘れないからです。

こうした「脳が憶えこみ、忘れない」メカニズムに関しては、第2章でくわしく解説しますが、自分の意志では止められない、脳が忘れない病理というのは、ひじょうに危険なものです。

ちなみに、クラックコカインがアメリカに蔓延したのは1980年代の半ばで、これがドクター・ファーバーのような自制心の強い人までもとりこにしてしまったのには理由があります。

ドラッグにかぎらず、ありとあらゆる体験が嗜癖を生むには条件があります。それは脳の快感中枢を「どれだけ急に」刺激できるか、です。刺激が急であればあるほど、脳は絶頂感を得て、そのあとはほぼ確実に、同じ体験をくり返したくなるのです。

薬物が快感中枢をもっとも急に刺激する方法は、肺からの吸引です。肺には毛細血管が張りめぐらされているので、コカインはそこから一気に血流に入り、肺静脈から心臓に戻り、動脈血として脳に送られるのに、ものの数秒とかからないでしょう。人によっては薬の静脈注射が即効性があるともいいますが、やはり肺からの吸引がいちばんのようです。そしてドクター・ファーバーは、それを体験してしまったのです。

一般には、クラックコカインを生まれて初めて体験した人は快感に打ちのめされたようになり、その後の人生はその絶頂感を追いかけることに費やされるようです。ただし、同じ快感はもう二度とは体験できません。すでに脳の快感中枢が「1回かぎり」のチャンスを使ってしまい、次からは「どこかものたりない」「いまいちだ」という気分になります。それでもつづけていくうち、今度はコカイン吸入でハイになるどころか、「吸ってやっとふつうの感覚を取り戻せる、吸わないと最悪」という状態になってしまいます。

計り知れないほどの快感であったはずのクラック吸入が、じつはその人の人生にとって最悪の「忘れられない体験」となる運命にあったわけです。

麻薬中毒など私たちとは無縁のことであり、この本で論じる必要もないと思われるかもしれませんが、ドラッグの中毒は現在、わが国でも社会問題にまで発展しています。忘れられないケースのなかでも、今後ふえていく傾向にあると思われます。

快感が忘れられない、何度事故にあっても……

薬物とは違う、奇妙な快感にとりつかれる人たちもいます。

アメリカに、次のようなことわざがあります。

「人生の出来事は、私たちを殺さないでいるかぎりは、私たちを鍛えてくれる」

たとえどんなつらい出来事も、私たちの精神を鍛えてくれるなら悪くない、というニュアンスです。

「艱難汝《かんなんなんじ》を璧《たま》にす」などという言葉も似たような意味でしょう。こうしたことわざには、人間は鍛えられて強くなるキャパシティを無限にもつという前提があるようです。

このような考え方と同類のものとして、皆さんはこんな説を聞いたことはありませんか？

「どんなことでも、こらえればこらえるほど、鍛えれば鍛えるほど強くなるものである」

この説に従えば、たとえばどんなにひどい高所恐怖症の人も、高いところに登る努力を毎日つづけていけばしだいに慣れて、最後には恐怖症を克服できるということになります。このような発想は、たしかにまったく根拠のないものではありません。最初は苦手で、恐怖さえ感じていたことも、徐々に慣れて最後は得意になったという話は一種の美談として語られ、いかに努力と忍耐が大切かの教訓にされたりします。

ただし私たち人間の頭や体は、いつもこのように順応性や適応能力を発揮するばかりとはかぎりません。否、むしろそれに失敗してますます苦痛を大きくしたり、その練習や鍛錬自体が外傷的になったりもするのです。

高所恐怖症の人を実際に高いところに連れていって鍛えるという試みも、一部の人には有効ですが、たいていの人にとってはますます高所恐怖を悪化させる結果になってしまうといわれています。

しかし不思議なもので、これとはまったく逆の人もいます。

ふつうの人なら想像するのさえ恐ろしかったり、当然恐怖を抱くような体験や外傷になりそうなことが、ある特定の人々にとっては危険や恐怖として認識されない場合があるのです。

私は一時総合病院に勤めた際に、そこの整形外科に入院している患者さんたちの話をよく聞くことがありました。病院スタッフが不思議に思うのは、ふつうならスタントマンが行なうような過激なスポーツで重症を負った患者さんのなかには、そのけががまったく精神的な外傷にはならないケースをしばしば見受けるということです。

アメリカには、よく横に並べた車をバイクで何台飛び越せるかにチャレンジしたり、スノーモービルでジャンプの飛距離を競ったり、飛行中の複葉機の翼の上で曲芸を披露したりするという興行があります。そうした危険なショーをする人たちが失敗すると、たとえ命は助かっても複雑骨折をして、数カ月間ギブスで身動きがとれない状態になる場合があります。ところがこうした人たちは、入院した当初から「早く治って、また競技を始めたい」と、うずうずしていることが少なくないというのです。

どうしてなのかを考える際、やはり嗜癖モデルに従って考えるのがいちばん理屈に合います。スタントプレイで危険や死と隣り合わせのパフォーマンスをするとき、恐怖にもかかわらず、あるいは恐怖感が隠し味になるためか、彼らが得る興奮は尋常のものではなくなります。そして過去にパフォーマンスが成功したときの快感がきわめて強く脳に染みつき、いわば体が、脳が、その体験の気持ちよさをけっして忘れられないというわけです。それが彼らが危険をかえりみずに、くり返し同じパフォーマンスに挑みつづける理由なのです。

精神科の臨床をしていると、人間はこれほど多くの体験を体が忘れられなくなる可能性があるのかと、感心することがよくあります。命の危険が、一部の人たちにとっては強い快感を呼び起こし、忘れられない体験になってしまうのですから、人間というのは不思議な生き物だと思います。

病気だとわかってもらえない依存症

嗜癖の形をとる「忘れられない病理」は、ある意味では精神の病として十分な条件を備えています。忘れられない快感は、脳にくっきりと痕跡を残し、個人の意思ではそれをどうすることもできないという場合が少なくありません。ところが、それほどまでに深刻な病理でありながら、それを病気として扱ってもらえないというケースもあります。それがギャンブルなどの依存症です。

「自分が好きこのんでやっていることじゃないか」

「結局、本人がそうやっていい気分を味わっているんだろう」

他者から見れば同情の余地などまったくないというわけです。

こうした偏見は、嗜癖の問題を頻繁に扱っているはずの精神科医もしばしばもっています。正直、私自身も同じように考えることがありました。

たとえば、私は「パチンコ依存症」という病気に、つい最近まで偏見がありました。パチンコにはまって、家庭もかえりみず、夫に黙って借金をする主婦や、パチンコに大金をつぎこんで破産に追いこまれる男性、あるいは炎天下に子どもを車内に残してパチンコに興じ、わが子を脱水症で亡くしてしまったという夫婦の話などを聞くと、そのような人たちは皆モラルが低かったり、意志が弱かったのだろうと考えていました。

しかしその考えを全面的に変えさせられたのが、『ギャンブル依存とたたかう』という帚木蓬生《ははきぎほうせい》先生の著書（新潮選書）でした。この本には、それまで依存症やギャンブル歴のまったくない主婦が、魔がさしたようにパチンコにはまっていく例が描かれています。その内容を読むかぎり、パチンコ依存症の人たちはこれまで見たようなコカイン依存症や、危険行為への依存となんら変わらない、快感が忘れられない病理を示し、嗜癖性もきわめて高いことがわかるのです。

わが国ではまだ喫煙人口も多いので、タバコをやめるのがいかに大変な作業かを人々は心得ています。ニコチンはこの世に存在するもっとも嗜癖性の強い物質といわれているのですから。しかしタバコの販売機も喫煙する人も、周囲にいくらでもあふれているため、このタバコ依存症は深刻なものとして受け入れられていないようです。

パチンコ依存症も、おそらくタバコの依存症に匹敵するか、あるいはその上をいくような嗜癖性をもっているのが、帚木先生の著書からわかります。パチンコ依存症の人は、1日のうち、パチンコ屋さんに飛びこむことができるのはいつかを待ちわびています。「ちょっとした小遣いをもっていて、ひまなとき、ついフラッと入ってしまう」程度のものではありません。「パチンコをしていないときは、ほとんどつねにいつパチンコができるかを考えている」のです。このためパチンコをがまんする生活は苦しく、強い忍耐をつねに強いられるというのですから、症状は深刻です。

薬物に等しいギャンブルの誘惑

パチンコ依存症の人たちは、自分たちの苦しみを一瞬にして取り去る方法（短期間ではありますが）をよく知っています。それはパチンコ店に入り、にぎやかな音楽とパチンコやパチスロの音を聞きながら台の前に座ることです。それだけで、一瞬のうちに苦しみから救われるのです。しかも町へ出れば、あちこちにパチンコ屋があり、誘惑が目の前に転がっているのが、彼らの禁欲生活をよけい悩ましいものにしているのです。

こうした依存症は、パチンコ、パチスロなどにかぎりません。いわゆる射幸心を刺激するようなあらゆる活動に見られます。射幸心とは辞書によれば「偶然の利益を労せずに得ようとする欲心」という意味ですが、およそあらゆる種類のギャンブルがこれにあてはまり、依存症を引き起こす可能性をもっています。

アメリカでは、ギャンブル依存症の治療組織であるギャンブラーズ・アノニマスの活動が盛んです。ホームページを見ると、ギャンブル依存症は、1種類のギャンブルについてそれが生じた場合に、ほかのあらゆるギャンブルについても起きうる可能性があると警告しています。

そして理解のしかたや治療法もまた、驚くほどに薬物依存と共通しています。その治療の基本は、一生の間、二度と誘惑に近づかないこと。ギャンブル依存症を治すのは意志の力だけではありません。心が忘れられないものなら治すことも可能ですが、ギャンブルや薬物は、脳が、体がその快感を忘れることができないからです。

なお、こうしたハードな依存症とは違いますが、若い人たちの間で盛んなインターネットのチャットやネットゲームなども、依存症が問題になっています。外出をいっさいせず、寝る間も惜しんでゲームにはまったり、何時間もぶっとおしでチャットを延々つづけていたりした場合は、日常生活に支障をきたす病的な行為とみなされます。

休日もまったくなく、連日深夜まで働くワーカーホリックのサラリーマンや、寝る時間以外はパソコンの前で株の売買をするネット投資家なども、ある意味ではマイルドな依存症といってもよいかもしれません。

もって生まれた忘れない才能――サバン症候群

これまで私は、衝撃的な事件による心の傷が忘れられない人、罪悪感が忘れられない人、恨みを忘れられない人、一度憶えた快感が忘れられない人など、さまざまな「忘れられない人々」について述べてきました。しかし次に紹介するのは、それとは少し違う、忘れられないのではなく、「忘れない人々」です。

人間の能力に関して、何度聞いても驚かされる話があります。それはサバン症候群といわれる忘れない人たちの示す、まさに脅威の記憶力です。彼らの「病理」について検討しておくことは、本書で忘れられない病理を検討するうえで、いくつかの重要なヒントを与えてくれます。

サバン症候群とは、昔イディオ・サバン（白痴の天才）と呼ばれていた一群の人たちの示す所見、自閉症の人たちにきわめて多く見られる能力です。前世紀に自閉症についての詳細が知られるようになる前は、自閉症は知的障害の一種とみなされていました。このイディオ・サバンという呼び方もそこからくるのですが、さすがに「イディオ（白痴）」という表現はあまりに穏当ではないということで、最近は「サバン（天才）」の部分のみを取ってサバン症候群と呼ばれるようになったという経緯があります。実際にはサバン症候群の少なくとも半数が自閉症であり、残りの大半はある種の発達障害をもっていると報告されています（Scientific American Mind. Special Edition.: The Brain: A Look Inside. Vol. 14, No.1, 2004）。

サバン症候群の驚くべき能力は、しばしばドキュメンタリー番組やその他で報道されるので、皆さんも多少なりともお聞きになったことがあるでしょう。私もたくさんの報告を目にしたことがありますが、それでも何度読んでも驚きを新たにするので、ここに少しだけ例を記します。

驚異の能力をもたらす脳の秘密

おそらく皆さんにいちばんなじみのある自閉症の例としては、映画『レインマン』（1988年）でダスティン・ホフマンが演じたレイモンドという男性でしょう。その弟役チャーリーを、トム・クルーズが演じたことでも話題となりました。

レイモンド役のモデルとなったキム・ピークという人物は今でもアメリカに実在しますが、まさにサバン症候群の典型といって遜色のない、天才的な能力をもっていることで知られています。

彼が注目されるのは、その驚くべき記憶力です。一度読んだ本はみな記憶してしまうため、報告によれば彼は7600冊もの本を暗誦でき、アメリカの隅々まで幹線道路をそらんじ、すべてのエリアコード、ハイウェイ、テレビ局を把握しているといいます。それでいながら彼は知能レベルが低く、ボタンをはめるといった日常の単純作業ができないそうです。

またレスリー・レムキーという、脳性麻痺と発達障害をもった盲目の男性は、ピアノを正式に習ったことがないのに弾けるようになってしまい、14歳のとき、数時間前にテレビで一度だけ聞いたチャイコフスキーのピアノ協奏曲第1番を正確に、初めから終わりまで弾きこなしたというエピソードがあります。

このほかにもサバン症候群の子どもは、何十年間分のカレンダーを憶えていて、10年以上前の特定の日の曜日をたちまちのうちに言いあてたり、何桁もある数同士の掛け算を暗算でいとも簡単に行なったり、はるか遠くから近づく電車の音を誰よりも早く察知したりなどの能力を発揮します。

これらサバン症候群の示す才能については謎に包まれていますが、少しずつその神秘のベールが解かれてきました。彼らの頭脳には主として注意力に関するさまざまな障害があり、その代償として副次的な才能をもつに至ったと考えられるようになってきています。

たとえば人の小脳には、私たちの注意力をいくつかのことに振り分けたり、注意の対象を別のものにシフトさせるという機能が備わっています。しかしサバン症候群では小脳の一部が萎縮しているので、かえって極度の注意力、集中力、異常なほどの固執傾向などを引き起こしている可能性があります。また、小脳の機能は運動のスムーズさを生みます。自閉症の患者さんたちがぎこちない体の動きを見せるのは、そこに異常をもっていることと関係しています。

またサバン症候群の能力は、左脳のダメージに対する代償だという説もあります。サバン児が示す天才はほとんどが視覚、聴覚、嗅覚、触覚、味覚の能力に関係しています。これらはことごとく脳の右半球がつかさどるもので、左半球の言語機能、論理的、象徴的思考などが犠牲になっているといわれます。そのせいか彼らの才能はひじょうに象徴性に欠き、機械的です。

さらにこの自閉症に見られる広範な左脳機能のダメージは、男性ホルモンの影響がかかわっているという研究があり、自閉症が男児に多いのもこのためともいわれます。一般に左脳は右脳に比べて発達が遅いため、左脳が男性ホルモンにより長くさらされて障害をきたすというわけです。

ではサバン症候群においては、どうしてあたかもテープレコーダーやカメラのように、情報が正確に脳に残るのでしょうか？　これに関しては、第2章で考えていくつもりです。

第2章
なぜ忘れることができないのか

忘れられない記憶の病理

第1章では、私たちが過去を忘れられないという問題が、さまざまな形をとりうるという事情を示しました。

ある思い出が何度も頭をよぎったり、昔身についた行動パターンを何度もくり返したりという問題を抱えている人は、おそらくそれを意志の力では十分コントロールできなくなっているのでしょう。いくらいやなことを忘れたつもりになっても、どんなにある行動パターンをくり返すまいとがんばっても、結局は負けて思い出し、苦しんでしまうのです。

ある記憶や行動のくり返しをコントロールできないとき、それらはもう私たちの頭にくっきりとした回路として染みついてしまい、体がそれに従うようにプログラムされているといった感じです。

そこでこの第2章では、忘れられないことが体になぜプログラミングされるのか、どのようにして忘れられない記憶が生じるのかについて、科学的な検討をしてみようと思います。

脳には、過去の体験の痕跡を回路として残す性質がある、ということについて、心理学者は昔から関心をもってきました。そしてこのような脳の回路をエングラムと呼びます。英語でengram、日本語では一般的には「記憶痕跡」と訳されることが多いようですが、そのままカタカナの「エングラム」でも通じます。少し古い言葉ですが、今でも心理学の世界ではよく使われています。つまり過去の体験のあるものは、私たちの脳にこのエングラムを残すのです。

現在の脳科学では、このエングラムの正体が徐々にではありますが解明されつつあります。それによれば、エングラムとは脳の神経細胞に存在する膨大なネットワークのひとつのパターンだと考えられています。

このネットワークのパターンを理解するためには、脳の構造について多少知っておかなくてはなりません。

脳にはなんと1000億個ともいわれる膨大な数の神経細胞が存在し、それぞれが何千という神経細胞と、神経線維でつながっています。これを神経ネットワークといいます。この神経ネットワークでは、微小な電気信号の伝達が行なわれます。その際、ある神経細胞から別の神経細胞へのつながりやすさには差があり、お互いにつながりやすい同士、つまり同時に電気的に興奮しやすい神経細胞のグループがあちこちにできあがります。それがひとつのパターンというわけです。

ここらへんの話は、脳に関する最近の本にはいくらでも書かれていますが、今ひとつピンとこない方も多いかもしれません。そこでこんな話を考えてみました。

脳のネットワークについてのたとえ話

地球上の人間一人ひとりが、ひとつの神経細胞だと考えてみてください。そしてすべての人々が何人かの相手と特別の電話回線をもっているとするのです。

たとえばAさんは、ときどきBさん、Cさん、Fさんとおしゃべりをするので、3人それぞれに直接かかる電話回線をもっています。この回線は、無条件で誰にでもかけられるというわけではなく、決まった人にだけスムーズにかけられるのです。ちょっと不便なシステムですが、じつはこれが脳がつくったじつに巧妙なシステムなのです。

さて、Bさんのほうは、同じようにAさん、Cさん、それからDさんとの回線をもっています。次がCさんです。Cさんの回線はAさん、Bさん、Eさんとつながります。

おわかりでしょうか、この回線は相手が微妙にずれているところがミソなのです。

この脳の回路には、実際の電話回線とはかなり異なるふたつの特徴があります。ひとつは、脳の回線は使えば使うほど、声が大きくはっきり聞こえるようになることです。そしてもうひとつは、何人かでカンファレンスコールができるということです。カンファレンスコールとは、ひとつの回線を共有して、何人かが同時に会話できるシステムです。電話を通じて、何人かがいながらにして話し合いに参加できるわけです。

さて、Aさん、Bさん、Cさんがカンファレンスコールをしていたのですが、そこにFさんと、Bさんの友だちのDさんと、Cさんの友だちEさんも加わってみんなで話をすることになりました。

Aさんにとっては D・Eさんは初めて話す人ですし、Bさんにとっては E・Fさんが初めてであり、Cさんにとっては D・Fさんが初対面です。みんな最初は遠慮していましたが、そのうち話が楽しくなって、このメンバーでよくカンファレンスコールをするようになりました。すると電話回線は初めて話した同士でもしだいに通じやすすく、声もはっきり聞こえるようになり、ますますこのメンバーで盛り上がるようになったのです。

そのようすを図にすると、次ページの図のようになります。左の図は最初のころで、A、B、Cの3人の間に、比較的弱い回路ができあがっているだけです。彼らは会話をするとしても、そ

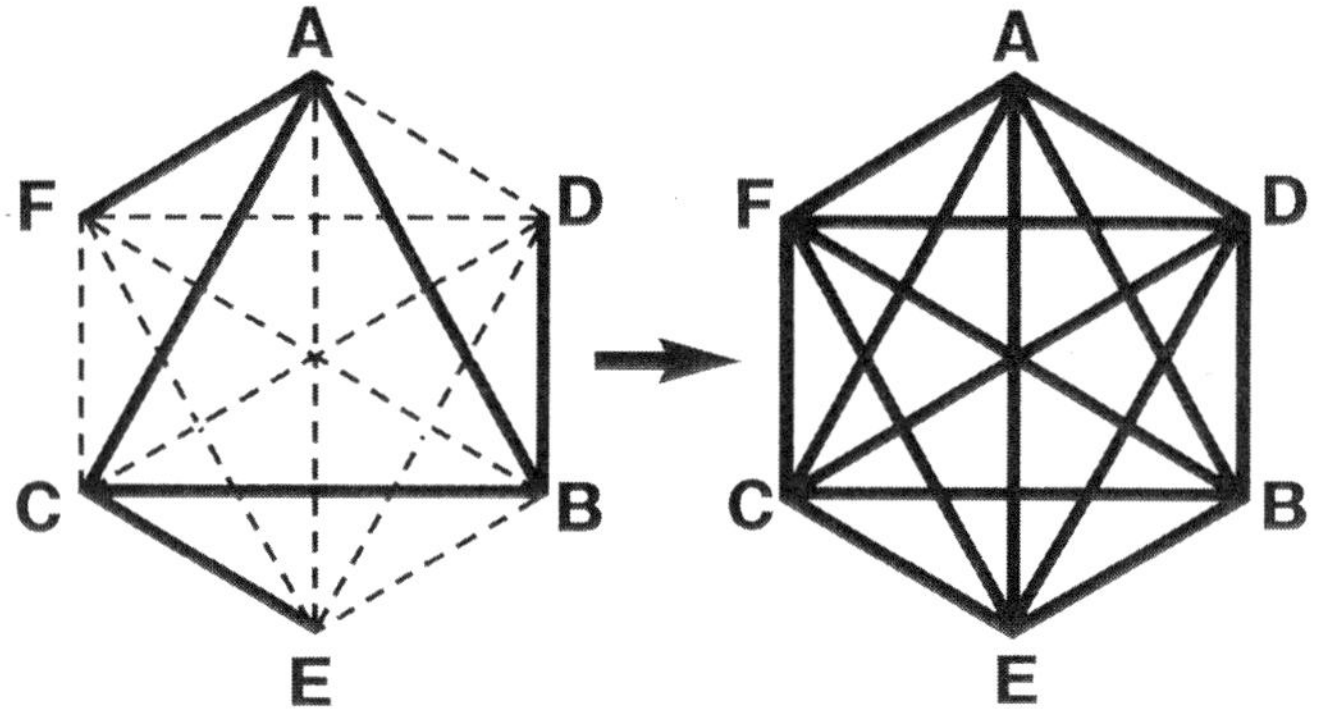

ネットワークの成立

んなに頻繁ではありませんでした。それが右の図になると、D、E、Fさんが加わって井戸端会議をしているうちに、ひじょうにはっきりとした回路を形成したのがわかります。

ところで以上の話は、あくまでも誇張したたとえ話であって、本当の脳とはかなりの相違もあります。地球上の人間の一人ひとりを神経細胞にたとえましたが、全世界の人口は数十億程度、実際は人口を20倍ほどにしなくては1000億という神経細胞の数にはとうてい及びません。また、それぞれの神経細胞は、何千、何万という数の神経細胞と連絡しています。前記の例でいえば、Aさんがひとりで何千、何万という人たちと電話回線でつながっているということになります。

ただし、たとえ話のネットワークのパターンは、神経細胞同士（その数もおそらくは何百万、何千万ということでしょうが）の間のつながりやすさということで大まかに表現できます。そしてそれがエングラム、すなわち記憶の痕跡の正体と考えることができます。

あるエングラムの異常なまでの興奮

ここで「忘れられない記憶」という本来の問題に立ち返りましょう。このエングラム（ネットワーク）という観点から考えると、忘れられない記憶とは、ある特定のエングラムがつねにひじょうに強く、そして本人の意思に反して興奮している状態だということができます。いやな記憶や恨みが忘れられないといったことだけでなく、ＰＴＳＤにおけるフラッシュバック、強迫神経症で起きる強迫思考などについても、同様のことが生じているのです。

これは、きわめて異常な事態です。本来、エングラムは永続的に存在しているものの、ほかの体験のなかに徐々に埋もれていき、いつまでもあるひとつのものだけが興奮しつづけたりはしないものです。それにはいろいろな理由がありますが、おそらく人生はつづき、毎日次から次へと新しいことが起きるということが重要なポイントとなっているのです。

一度は盛り上がったＡ、Ｂ、Ｃ、Ｄ、Ｅ、Ｆさんたちのおしゃべりだって、そうそういつまでもつづいたりはしません。

神経細胞は、ほかのいくつもの神経細胞とも同時に興奮する関係を結んでいます。つまりAさんは、OさんやQさん、XさんやYさんたちともおしゃべりで盛り上がるということが起きてくるでしょう。そしてそれらが忙しくなるにつれて、A、B、C、D、E、Fさんたちのグループがそろって盛り上がる機会は少なくなっていくものです。ちょうど中学校や高校のころの仲間は、やがてそれぞれが新たな人生を歩みだすと関係が薄くなっていくのと同じです。

ところが忘れられない記憶の場合、自然に興奮が落ち着くという性質が、しばしば失われていることが問題となってきます。

忘れられる記憶は「善玉の記憶」である

通常の記憶、つまり時間がたつにしたがって薄れる記憶、徐々に忘れていく記憶は、私たちの精神にとってひじょうに大切です。それは私たちの心の機能を根底から支えている、いわば「善玉の記憶」と呼ぶべきものです。

もちろん「善玉の記憶」も、脳に回路ないしはエングラムとして残ります。ただし「外傷記憶」ほど強くはなく、将来徐々に消えたり、不明瞭になる可能性がある、という違いがあります。記憶が善玉であるかどうかについてはこれからも述べていきますが、ひとつ、きわめて重要な判断ポイントがあります。それは、「善玉の記憶」は、突然よみがえって私たちの生活をおびやかしたりすることがけっしてないということです。

「善玉の記憶」は適度に背後に消えていてくれるので、私たちが頭脳を使った作業をする際にも、邪魔になったりすることはありません。

記憶によって成り立っている日常の生活

考えようによっては、私たち人間は過去の記憶に支えられて生きているようなものです。現在の私たちの生活を取り巻いているあらゆるものが、過去の出来事の匂いを放っているといってもいいでしょう。

たとえば今、私は勤務先の病院で、精神科の外来の患者さんが途切れたわずかな時間を利用してこの原稿を書いています。短時間の作業ですので、集中しなくてはなりません。

ところが、ここで急にキーボードを打つ手を止めてまわりを見回せば、自分の身のまわりのものすべてが記憶のかたまりだということがよくわかります。記憶のなかにプカプカ浮いているといった感じさえします。

今私は、灰色のテンセル地の、ちょっとヨレヨレのジャケットを着ています。これに目を向けると、去年の春にあるデパートで買い求めたときの記憶がジワッとよみがえってきます。家人が「ちょっと安物っぽいんじゃない?」と反対したのを、無理に押し切って買ったからです

(私は少なくとも着るものに関しては、家人のアドバイスに従います。ですから、珍しく自分の意志を通してこのジャ

ケットを買ったことは特別によく憶えているのかもしれません)。

このように、身につけているもののひとつを取っても、記憶はいろいろ染みついているのです。また、これを書いているオフィスの内部を見渡してみましょう。ここは東京の青山1丁目。地下鉄の駅を出てすぐの某病院のなかです。ちょうどナースがお茶をもってきてくれました。彼女がやさしい女性だということは、何度も話してわかっています。だからお茶の乗ったお盆を目の前に差し出されても、私は逃げたりはしません。彼女がいきなり熱いお茶を私の頭にかけたりしないことがわかっているからで、だから安心してパソコンを打ちつづけています。これもまた記憶の賜物《たまもの》です。

もしこんなふうに私を包むものが、なんの記憶にも結びついていなかったらどうなるでしょう?　私はつねにまわりをキョロキョロ見て、そわそわしているに違いありません。何か新しいこと、危険なことが勃発するのではないかと気が気ではないからです。

たとえば見知らぬ惑星に降り立とうとしている宇宙飛行士は、宇宙服以外彼を取り巻くものはすべて、記憶にない、目新しいものです。惑星の地面も、足をついたとたんズブズブと沈みこむかもしれないし、地球上にはない成分で足があっという間に溶けてしまうかもしれません。そう考えると、大地に1歩を踏み出すことですら緊張するに違いありません。

記憶に守られない私たちの生活を想像したら、かなり大変そうだということは、これからもおわかりでしょう。

「善玉の記憶」は私たちを繭《まゆ》のように保護してくれる

このように、生活にかかわるあらゆることが、これまでのなんらかの記憶と結びついているわけですから、私たちは記憶にしばりつけられている、といっても過言ではないでしょう。しかし、しばりつけられているといっても、それは自然で心地よいものでもあります。私たちの過去の記憶は、私たちを衣服のように覆い、保護してくれる、そう、着ぐるみのようなものだと考えてもいいでしょう。

なお、ここで述べている記憶は、私たちを苦しめ、悪夢に出てきてパニックを引き起こすような性質はありません。つまり「善玉の記憶」です。

この記憶の最大の特徴は、私たちの日常生活をサポートこそすれ、けっして邪魔しないことです。それは必要に応じて思い出され、日常生活になじんでいるという感覚を与えてくれます。私が毎日の生活になじんでいると感じるのは、ひとつにはテンセル地のジャケットや親切なナースの記憶のおかげです。

ただしこの「善玉の記憶」は、使わなければかなり早くどこかに行ってしまうものでもあります。たとえば私のジャケットにしても、去年の春に買ってしばらく着てから、夏の3カ月間はまったく袖を通しませんでした。その間、このジャケットのことなど一度も頭に思い浮かびませんでした。やがて秋が深まって再び冬物をクローゼットから取り出したときに、「ああ、こんなのも着ていたっけ」という目新しさとなつかしさを体験したのです。

「善玉の記憶」は一種の生《なま》もので、日もちがしません。強化していかないかぎり、どんどん新鮮さを失っていきます。ただし記憶からすっかり消え去ってしまう、というわけではなく、どんどん背景に退いていってしまうのです。

このように「善玉の記憶」はあまりあてにはならないものですが、日常生活を送っていくうえではかえってこのほうが便利です。必要になったら引き寄せる、記憶を新たにする、そしてまたいらなくなったら思い出すことがなくなり、名前さえもちょっとあいまいになる、というふうに自分の都合に合わせることができるのです。

皆さんも、次のようなことを経験したことはありませんか？　毎年、忘年会は恒例のカラオケがあるので、前日に歌詞カードを見てうろ憶えの部分を思い出すとか、同窓会の前に卒業アルバムを開いて級友の名前を確認するといったことが。「善玉の記憶」とはこういうものです。

また「善玉の記憶」のあいまいさや、どんどん新鮮さを失っていく日もちの悪さという特徴は、たとえば映画や音楽、あるいはゲームなどを楽しむことを考えてみればよくわかります。それまで毎日聴いて少々飽きていたミュージックCDを、1、2年まったく聴かずにおいてから取り出して聴いてみると、意外と新鮮味があってまた聴き直して楽しめたりします。これはしばらく聴かないうちに、忘れているからです。もっとも、一度飽きるまで聴いたCDは、それに再び飽きてしまうのも早いものです。

「善玉の記憶」は強化されるほど、思い出さなくてもよくなる

さて、ここでもう少し「善玉の記憶」の興味深い特徴について考えましょう。「善玉の記憶」のなかのあるものは、矛盾した性格をもっています。それは、記憶が強化されることによって、意識野（意識できる事柄の範囲）から遠ざかっていってしまうのです。これは特に日常行動に関する記憶に多く見られ、それらは慣れるにつれてことさら思い出さなくても、自然と行なうことができるようになります。

たとえば、パソコンのキーボードを見ないで打つ（ブラインドタッチ）ことができる人は、今ではかなり多いと思います。練習の期間は、キーボードのどこにAがあって、Bはどこで、ということをいちいち思い出し、目でたしかめなくてはならなかったのが、慣れてくるに従って、特に何も考えなくても指が勝手に動くようになったはずです。つまりはタイプを打つという運動

が、無意識化し、自動化してしまったのです。

これは工場で車を作る作業が、時代とともに移り変わるのと似ています。昔は工員たちがほとんど手作業で車を組み立てていました。この手作業はちょうど、まだ十分に慣れていない思考や行動に相当します。

ところが組み立てが、やがてベルトコンベアーの流れ作業に変わっていき、単純なことは工業用ロボットが行なうようになりました。工員がひとつひとつ判断して行なわなければならない部分を除いては、機械のほうが正確で、かつ迅速だからです。工員の手作業はこうして減っていき、そのうち人の仕事はベルトコンベアーやロボットのスイッチを入れることだけ、ということにもなってしまうでしょう。

これと同じことが、私たちの脳内で、慣れた思考や行動を行なうときに起きているのです。意識的な部分が減り、ただその思考や行動を始めるときと終了するときだけに意思を働かせるだけになるのです。

さてそれでは、これまでキーボードを打つ際に必要だった「善玉の記憶」はどこに行ってしまったかというと、それは意図的行動をつかさどる大脳皮質という部分から、別の部分に移ったと考えることができます。

次のページの図をご覧ください。

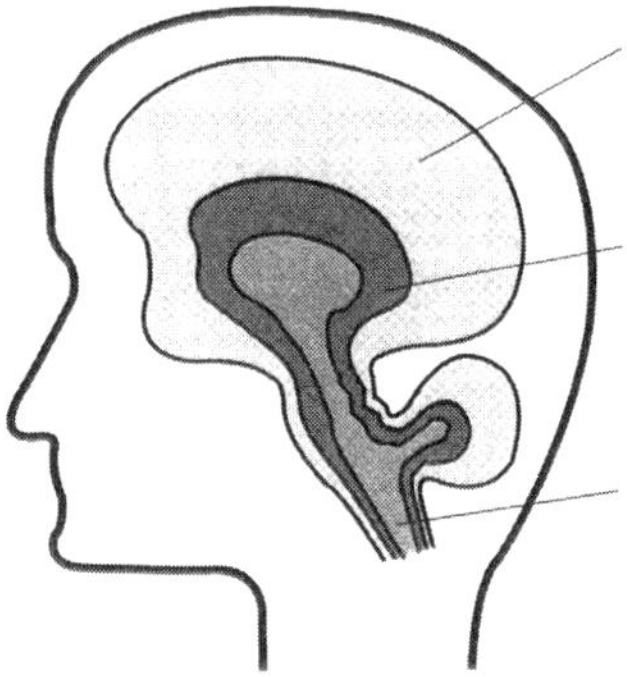

マクリーンの脳の3層構造の図

これはポール・マクリーンという学者の、脳を3層構造に分けるという学説に基づいた脳の図です。いちばん外側の部分が新哺乳類脳、中間が旧哺乳類脳、内側の部分が爬虫類脳と呼ばれています。私たちが意識的に考える、脳の大脳皮質と呼ばれる部位は、類人猿などの高等な哺乳類で特に大きく発達した新哺乳類脳の部分です。脳のシワシワ部分全体と考えればよいでしょう。図では誇張して書いてありますが、実際は厚さ2ミリくらいで、ちょうど女性が寝るときにかぶるヘアネットのようなものを想像してください。私たちが通常、何かを意識して一生懸命考えたりしたりすると、このヘアネットの部分が興奮して活動をします。

ところが、パソコンのブラインドタッチのようにあることに慣れ、ルーチン化してくると、大脳皮質をあまり使わなくてもよくなり、脳のより深い層、大

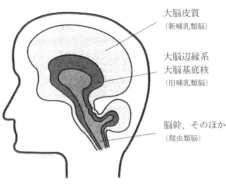

脳基底核というところに活動が移されます。この層で起きていることは意識的には感じられず、記憶をたどっている、思い出すという感覚はなくなります。

こうなると、大脳皮質のほうには余裕ができます。いわば記憶の空きスペースのようなものです。そこでまた新たに別のことを考えたり記憶をしたり、という作業をできるようになるのです。

しかし、大脳皮質から大脳基底核への移行は、いったんそれが起きたらもう終わり、というほどクリアーカットにはいきません。それは記憶というプロセスが、案外いいかげんなものだからです。物事を完全に記憶するということはなかなかできないもので、どんなに毎日くり返していることでも、数日間それから離れているだけで、ほんの少しですが記憶が薄れ、そのぶんだけ大脳皮質による「えーっと、こうするんだっけ？」という思考が必要になってくるのです。

憶えることは忘れること？

ここまでお読みになると、次のような疑問をもつ方もいるかもしれません。

「あることをしっかり憶え、体に刻みこむと、それをあまり考えなくなるらしい。とすれば、しっかり憶えるということは忘れることにつながるのだろうか？　これは矛盾してはいないか？」

これはひじょうに重要な疑問です。このような疑問を抱くのは無理もありません。記憶に関するじつにパラドキシカルな部分であり、意識しない記憶——いわば無意識的な記憶が存在するからです。

ふつう私たちが、ある記憶を呼び起こすとき、意識野にあるイメージを思い浮かべることだと考えがちです。しかし、そもそも記憶とは、自分の役に立つ、しっかり保持されている記憶であっても、たいていは忘れられて一時的に意識野の外にあり、無意識的になっているのです。それは脳のどこかに格納されてふだんは姿を見せず、必要に応じて引き出されます。

ただ、記憶のなかには、引き出すつもりがないのに勝手に出てきてしまったり、格納するつもりはないのにされてしまったり、あるいは場合によっては格納したくてもどうしてもそこで居座り邪魔しつづける、というものもあるのです。こうした不完全な格納のされ方によって、「外傷記憶」が生まれたりします。

「頭の記憶」と「体の記憶」の深い関係

これまで、記憶には「外傷記憶」と「善玉の記憶」という異なるものがあり、「外傷記憶」はいつ襲ってくるかわからず、突然フラッシュバックという形をとってやって来る性質、「善玉の記憶」はいつもは格納されていて、必要に応じて思い出して用いることができる性質だと述べました。

ところでこのほかに記憶の分類法には、ラリー・スクワイアというアメリカの心理学者による、スクワイアの記憶分類といわれるものがあります。彼は、記憶を「陳述的記憶」「非陳述的記憶」に分け、後者の主要なものを「手続き的記憶」と呼びました。この分類が、現在では一般的に受け入れられています。「陳述的記憶」とか「手続き的記憶」という名前、あまりピンとこないでしょうね。これは英語の直訳で、日本語としてあまりこなれた名前ではないためです。

「陳述的記憶」は、英語でdeclarative memoryといい、言葉で表現できる記憶、頭のなかに思い浮かべることができる記憶を意味します。具体的にいうと、読んだ小説、見た映画、昨日会った人、今日の朝食メニューなど細々した具体的な情報が「陳述的記憶」です。それにしても「陳述」というのは、何か大げさな訳ですね。

いっぽう「手続き的記憶」とは、英語のprocedural memoryで、手続き＝procedureに関連した記憶をさします。手続き、とは何かの行動や手順、作業といったニュアンスで、例をあげれば泳ぎ方、自転車の乗り方、跳び箱の跳び方などが、これにあたります。

どちらの名前にもそれなりの根拠があるわけですが、ここではもう少しやさしい呼び方をつけました。それは「陳述的記憶」を「頭の記憶」、「手続き的記憶」を「体の記憶」と呼び分けることです。

感動や感覚、恐怖や不安は「体の記憶」

なお「体の記憶」には、水泳や自転車などの運動とは、少し別の種類の記憶も含まれます。それはある種の感動や、感覚をともなった記憶です。

感動、感覚などは、具体的な形を成していませんし、涙を流したり、身をよじって笑ったり、顔をしかめたりという体の動きをともなうことが多いことからも「体の記憶」に含まれます。これは「ああ、自分はこう感じているんだ」という自覚をもたなければ、記憶されない傾向にあります。

たとえば散歩をしている途中に腕がかゆくなって、「かゆいなあ、蚊がいるな」などとつぶやいて、かゆい個所を調べたり、蚊を探したりしたら、それは記憶に残るでしょう。けれども、かゆかったので無意識に腕をポリポリかいただけなら、それを憶えていないことも多いはずです。ただし、それがまったく頭に痕跡を残していないわけではありません。あとでそのときの散歩を思い出したり、実際に同じ散歩コースをたどったりして、かゆみを思い出すことがあります。あるいはかゆいという皮膚感覚ではなく、漠然とした不快感、落ち着かないむずむずした気分、としてよみがえる可能性もあります。こうしたことは、かゆみのようなあまりたいしたことのない感覚より、強烈な恐怖や不安がともなう深刻なもののほうが、よりはっきり「体の記憶」として残るはずです。

これに関連するのですが、私の妻がこんな体験を話してくれました。

妻は、毎日愛犬のチビを散歩させます。ところが、あるときいつもの散歩道の途中で事故が起きました。ちょっとしたはずみで首輪がはずれてチビが車道に飛び出し、通りかかった車の下に巻きこまれてしまったのです。幸い、うしろ足を脱臼しただけでチビは助かりました。

ところがそれ以来、事故のあった街角を通るとき、妻は決まって恐怖を感じるようになったというのです。しかもさらに興味深いのは、犬の反応です。チビはふつうに歩いて散歩しているのですが、事故のあった地点に来ると、なぜか決まって座りこんでしばらく動けなくなるそうです。

このチビの例のように、事故の衝撃や恐怖などが「体の記憶」となるのはおわかりでしょう。それは頭の黒板に思い浮かべることのできる、たとえば電話番号などの数字や景色とかのような輪郭やイメージをともなわずに、体の動きや感覚、感情という形でのみ再現される記憶なのです

「頭の記憶」と「体の記憶」がバラバラになると、忘れられない記憶になる

「頭の記憶」と「体の記憶」のふたつは、ひじょうに深いつながりをもっています。というのも、私たちの体験は、ふつう「頭の記憶」と「体の記憶」の両方がともなっているからです。

つまり、記憶には輪郭を思い浮かべることができる「頭の記憶」の要素と、輪郭のない「体の記憶」の要素のふたつの構成要素があり、このふたつが組み合わされた、

①「頭の記憶」だけからなる記憶

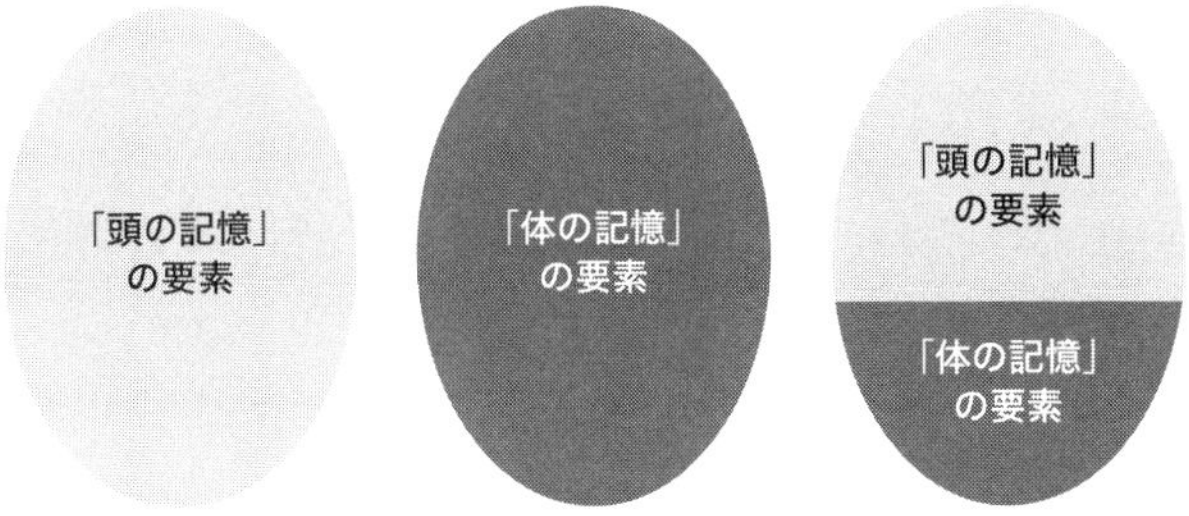

①「頭の記憶」だけからなる記憶　②「体の記憶」だけからなる記憶　③通常の記憶

②「体の記憶」だけからなる記憶
③「頭の記憶」と「体の記憶」の両方からなる記憶

という、3種類の記憶ができるわけです。そして私たちの通常の記憶は、「頭の記憶」の要素と「体の記憶」の要素がうまく結びついた③にあたります。

これをもう少しくわしく説明しましょう。たとえば公園に散歩に行ったとします。そのときの記憶で、①の「頭の記憶」にあたるのは、散歩した日時、公園の名前やある場所、どのくらいの広さだったか、公園に何があったかなどという具体的なデータです。そこで見た景色なども、はっきり輪郭をもって思い出されるのであれば、それも①に含まれます。

いっぽう公園に行ってある感動を感じたり、気持ちよさを感じたとすれば、その感動・感覚はむしろ無意識的でとらえどころがなく、輪郭を結びにくい②の「体の記憶」です。ただしふつうは単に②だけでなく、「木が茂って景色がきれいだった、だから感動した」とか、「公園が広くて静かだったのでのんびりでき、気持ちよかった」というように、①と②の組み合わされた③であることが多いはずです。

このように考えると、通常の記憶が「頭の記憶」としての要素と、「体の記憶」という要素を組み合わせた形をとっているという意味がおわかりでしょう。あることを体験する、ということは、ひじょうに具体的な記憶の部分と、それにともなった感覚的な部分の記憶を同時に体験するということです。

そして忘れられない記憶という本書のテーマにそっていえば、じつは「善玉の記憶」すなわち忘れられるふつうの記憶とは、「頭の記憶」と「体の記憶」がしっかりつながっている記憶であり、逆に忘れられない、外傷的な記憶とは、この両者がバラバラになっているものなのです。

記憶はどこで作られるか――脳のなかの記憶の工場

「頭の記憶」と「体の記憶」という2種類の記憶は、おもしろいことに脳のなかのまったく異なる場所で生産されます。「頭の記憶」は海馬《かいば》、そして「体の記憶」は扁桃核《へんとうかく》やその他の場所です。

「頭の記憶」は大脳皮質の、特に前頭葉で輪郭のあるイメージが思い浮かべられ、そこに一度描かれたイメージが海馬に記憶されます。

これに対して扁桃核などで生産される「体の記憶」のほうは、泳ぎをおぼえるとか、ピアノの弾き方をおぼえるといったおぼえるプロセスでは、たしかに意識的な努力が行なわれるので大脳皮質が活躍するのですが、前頭葉に何かがはっきり描かれるということはありません。

海馬と扁桃核、この両者はひじょうに密に連絡を取り合う仲です。ある意味では相互が協調し合うことで記憶ができていくといってもよいでしょう。そして前にも述べましたが、忘れられない回路ができあがるのは、じつはこの協調が崩れた場合なのです。

「頭の記憶」の生産工場――海馬

「頭の記憶」を作る海馬は側頭葉の奥深くに存在し、タツノオトシゴ（別名海馬）に形が似ていることからそう命名されました。直径1センチ、長さ5センチほどの器官で、左右脳の両側に一対あります。海馬はネズミなどの下等な哺乳類にもすでにしっかり見られ、動物においても生存にきわめて重要な意味をもつことを示しています。

この海馬が最近とみに注目されているのは、脳のほかの部分にない、ある特徴が見られることがわかったからです。それは、ここの特殊な部位で神経細胞がどんどん作られつづけているということ、そしてさまざまな精神科的な疾患によって、この海馬の大きさが左右されるということです。

海馬はＰＴＳＤなどの精神的なストレスによって萎縮するほか、うつ病やアルコール中毒、マリファナの使用、アルツハイマー病などでも萎縮が起きることが知られています。つまり、脳のなかできわめてダイナミックな変化を示し、まさに息づいているのがこの海馬なのです。

「体の記憶」の生産工場――扁桃核や小脳

いっぽう「体の記憶」に関連して活躍するのは、脳内の扁桃核という器官です。扁桃核もやはり情報を処理する働きをしますが、この扁桃核には自分にとって好きか嫌いか、危険か危険じゃないか、快感を呼び起こすか苦痛か、ということに従って反応する細胞があります。仮にそのような細胞をプラスの細胞とマイナスの細胞としましょう。

たとえばクモが大嫌いな人だと、クモを見ただけで扁桃核の特定のマイナスの細胞が激しく興奮し、それが著しい恐怖や苦痛を引き起こすのです。

しかし、同じ人がお気に入りのペットや好きな人の写真を目にすると、今度はプラスの細胞が興奮して、じつにいい気分を味わうことになります。

人には特定の痛み、不快、刺激以外には、生まれたときから嫌いなものや好きなものはないはずですから、あるものに対してひじょうな苦痛や恐怖を体験したり、それとは逆のいい気分を体験したことが、プラスやマイナスの細胞を感作《かんさ》するようになったと考えられます。このような扁桃核の興奮は「頭の記憶」をつくる海馬に伝わり、その体験に関する「頭の記憶」にも影響を与えます。

記憶の大前提——感動をともなった体験はより強く記憶されるけれど……

人間には、必要な記憶はなかなか忘れないようにする仕組みがあります。それはいってみればきわめてあたり前なメカニズム、すなわち「強い感情をともなった体験は、なかなか忘れない」ということです。ひじょうに腹を立てたり、逆にうれしくて有頂天になったことはそう簡単には忘れないでしょう。そのことを何度も何度も思い出すはずです。

この何度も思い出す、ということが、じつは忘れないためのキーなのです。

記憶とは結局、神経のネットワークですから、興奮が流れるほど太くなります。感情が大きく動くと、それがより強力な記憶のネットワークを形成するというわけです。

ところが「強い感情が記憶を定着させる」仕組みには、じつは例外があるのです。

人が感動すると扁桃核が興奮するというのは前に書きました。この興奮は海馬に伝わります。扁桃核の海馬に対する影響は、2段階があります。まず中等度の興奮の場合は、海馬を刺激してその働きを高めます。海馬は記憶のうちでも、特に時間とか場所などの具体的な情報ないしは輪郭をもった部分を形成するので、しっかりと記憶が残るのです。これが第1段階です。

ところが扁桃核の興奮が異常なまでに強いときは、逆に海馬の働きを抑制してしまうのです。これが第2段階です。これは動物実験で証明されています。迷路を学習させたネズミたちを2

グループに分け、1グループには学習後、ネコを近づけます。その後、両グループとも再び迷路を通らせるのです。するとこの実験では、ネコを近づけられたグループのネズミは、すっかり迷路の通り方を忘れてしまったのです。せっかく迷路を記憶していても、そのあとであまりに強く興奮した扁桃核のために海馬はすっかり抑制され、迷路の通り方を定着させることができなかったというわけです。

このことは人の記憶の形成、特に外傷的な記憶がつくられるプロセスに大きくかかわっています。ひじょうに強い恐怖、衝撃などをともなった体験、たとえば佐世保の少女殺害事件でお嬢さんを殺されたお父さんのように、あまりに強烈な悲しみや怒りを味わった人は、その体験がいつ、どこで起きたかについての記憶がひじょうにあいまいになってしまう可能性がありま す。するとちょうど、意識的要素と無意識的要素の分かれた記憶が生じます。これが「突然襲ってくる」記憶となるのです。

海馬を失った人々

海馬の働きがわかったいきさつについて紹介しましょう。

今から半世紀前、１９５４年にカナダのモントリオールで、ＨＭさんという患者さんが重症のてんかんなので、治療のためにやむをえず脳のある部分を手術で取り除きました。その部分が海馬でした。海馬を失ったＨＭさんは、てんかんの症状は改善したのですが、新しいことをいっさい記憶することができなくなったのです。手術前の記憶はそのままでしたが、手術以降のことは5分間ほどで忘れてしまうのです。

このケースを通して、海馬が記憶形成に重要な部分だと理解されるようになったのです。その意味では、ＨＭさんは記憶の理解にきわめて貴重な情報を与えてくれたことになります。

ちなみに脳卒中など諸事情で海馬を失った人たちの暮らしぶりは、きわめて困難に満ちたものです。誰と知り合っても、何をしても、それが海馬を失って以降のことであれば、記憶に残りません。何度も会っている人でも、本人にとってはつねに初対面なわけです。

海馬をなくした人は、話をした印象はふつうの人とほとんど変わりありません。このことが彼らの生活をいっそう複雑にしています。

映画化もされ、話題になった小川洋子さんの小説『博士の愛した数式』は、この海馬を失った人と似たような状況を描いていました。もっとも小説の博士は、実際に海馬を失った人とは違って2時間以内であれば記憶を保持できるという設定です（医学的に見ると、博士のような症状がありえるかはかなり疑問ですが、架空の話なのでこだわらないことにしましょう）。

博士はそのために、あらゆることを書きつけたメモに埋もれて暮らすようになります。幸い記憶障害が起きる前にあった数学の知識や才能はそのまま使えるので問題はありませんが、とても集団のなかで生活し、仕事をもつということはできなくなってしまいます。この博士のような事情は、現在、事故や手術で海馬を失った人々が置かれている状況でもあるのです。

忘れられないのは、「欠陥のある記憶」

記憶は「頭の記憶」と「体の記憶」という両側面によって構成されており、私たちが何かの事柄を記憶しているという場合、ふつうはこの両方の記憶がつながっています。

ところが不完全な記憶、すなわち「頭の記憶」だけか、「体の記憶」のみ、あるいはそのふたつが離れているような記憶はいわば「欠陥のある記憶」であり、通常の記憶のように、時間がたつにつれて記憶が薄らいでいくという通常の忘却のルールに従いません。

ここで、そのような不完全な記憶として、脳学者の養老孟司《ようろうたけし》先生が書かれている、ご自身の体験例を紹介してみましょう。

『バカの壁』や『唯脳論』など多数の著書で知られる養老孟司先生は、私の医学部時代の解剖学の先生でもありました。今から20年以上も前、医学部の暗い講堂で、少し背を丸めて黒板に人間の胎児の発生の絵をチョークで描いていらした姿を思い出します。それで私はなんとなく、先生の著作には親しみを感じながら読むことが多いのです。

その養老先生の『死の壁』（新潮新書）にひじょうに印象深いエピソードが載っています。少し長いのですが、ここで引用を交えながら紹介させていただきます。というのも、ここで私たちが考えている記憶の問題について、貴重な実例をあげてくれているからです。

養老孟司先生の例

養老先生は子どものころ内気で、挨拶が苦手なお子さんだったそうです。

先生のお父さんは、先生が4歳のとき亡くなりましたが、臨終で夜中に起こされたときは寝ぼけていて、「親戚に『お父さんにさよならを言いなさい』と言われました、でも言えませんでした」と、そのときの思い出を書かれています。

成長し30代になられても、先生はやはり挨拶が苦手でした。そのころ、身内の通夜・葬式などをきっかけに、ふと子どものときの父親の死と、成人しても自分が挨拶を苦手としていることが結びついていることに、先生は気づきました。そして、そのときはじめて父親の死を実感して、地下鉄のなかで涙したといいます。お父さんが亡くなってから30年もたっているのにです。

「私は父が死ぬ直前に、挨拶を促されたがしなかった。父はその直後になくなった。私は無意識に、自分はまだ別れの挨拶をしていない、だから父とはお別れをしていない、と思っていたのです。それはつまり、父の死を認めていないということです。だから地下鉄で泣きだすまでは父の死を実感できていなかったのです。（中略）

不思議なことに、こういうふうに父親の死を実感できて、解釈も出来るようになってくると、逆に父親に関するシーンを思い出さなくなってきました。幼い頃の父の思い出というのが、いくつかふと思い浮かぶということがそれまではあったのに、無くなった」

と養老先生は書かれています。

この例で重要なのは、先生にとっての父親の死の記憶が、先ほどの不完全な記憶の典型的なものだったということです。

身近な家族などが亡くなると、人はある種の痛みとともにそれを記憶します。愛する人の死はひじょうにインパクトのある体験なので、ことさら憶えておこうとは思わなくても、どこで、いつごろだったか、周囲はどうだったか、自分は何をしたかなど否が応でも憶えているものです。

ところが養老先生にとって、お父さんを亡くした記憶は、通常の記憶の構造をしていません

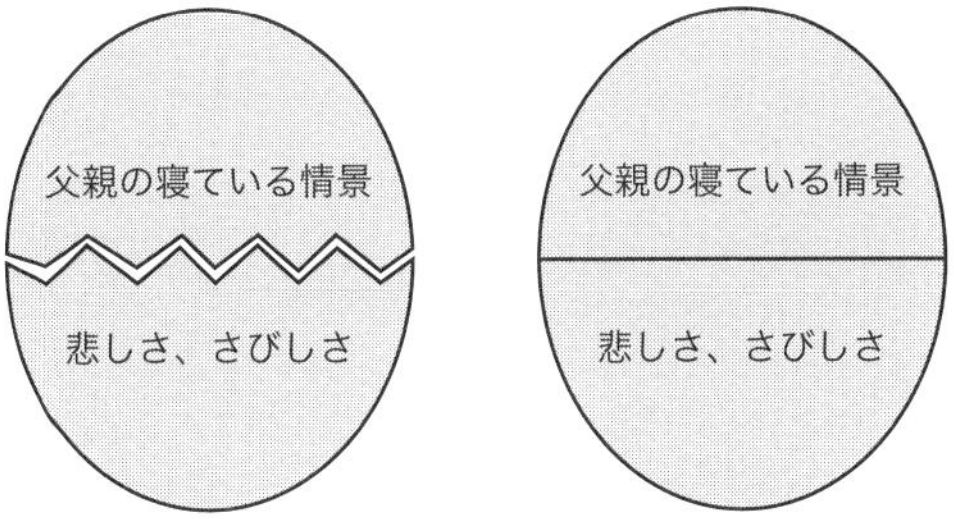

父親の死の
不完全な記憶

父親の死の
完全な記憶

でした。「頭の記憶（たとえばお父さんが横になっている姿、最期のお父さんの微笑み、喀血したようすなど、視覚的な記憶）」と、お父さんを亡くしたときの「体の記憶（特に悲しさ、さびしさなどの強い感情）」はバラバラになっていたのです。

そして左の図のような場合は、父親の死の記憶は不完全なもので、悲しさなどの感情とお父さんの亡くなったときの情景とが切り離されていたのです。そして、このふたつが分かれていたということに気づき、右の図のようにふたつの記憶が合体して通常の記憶としての性質を獲得すると、初めてお父さんの死が実感でき、涙が流れ、そのあとゆっくり忘れていくことができたと考えられます。

それでは、どうしてこの記憶のふたつの側面がバラバラになってしまったのでしょうか。

これについては記憶の仕組みがあまりにも複雑で、私たちにわからない部分が多すぎるため、多くが推察になってしまいます。しかしひとつには、先ほど述べたようにあまりに強い扁桃核の興奮が、海馬の働きを抑えてしまったことが考えられます。

幼かった養老先生には、お父さんの死の記憶があまりに強烈な印象だったので、それが扁桃核を興奮させ、その結果として海馬の働きが抑えられました。このため扁桃核による「体の記憶」と海馬による「頭の記憶」の形成がうまくいかず、両者がバラバラの、一種の「欠陥のある記憶」になったのです。するともうそれは、通常の思い出され方ができなくなってしまったものと思われます。

驚異のサヴァン現象

──天才児はなぜすべてを憶え、しかも忘れないのか？

忘れられない「外傷記憶」はどのように成立するのか、その仕組みについてこれまでお話ししました。それとは別の種類の忘れられない記憶、第1章で紹介したサヴァン症候群についても見てみることにしましょう。

サヴァン症候群では、どうしてテープレコーダーやカメラのように、一度インプットしたきりの情報が正確に脳に残るのでしょうか？

サヴァン症候群の天才が、たとえばある曲を一度聞いただけで憶えられるという場合、その記憶は明らかに「頭の記憶」のほうです。仕組みとしては、これまで述べてきた忘れられない「外傷記憶」とは異なる種類の記憶が、忘れられない状態だといってよいでしょう。
じつは人間の記憶のメカニズムを研究すると、サバン症候群のような記憶のされ方は、ある意味では通常の脳でも生じる可能性があるということがわかってきました。幼いうちは皆、サバン的な記憶力をもっていると考えられています。たしかに言語を習得する過程での、子どもの単語力は爆発的な伸びを示します
しかし、本来人間の情報処理は、必要なもののみを残して、あとは捨て去る作業により成り立っています。これは、価値のない情報をいつまでも保存していては、生きるうえでの不適応状態を引き起こすからで、その意味では「忘れる」という行為は、私たちの生存にとって不可欠ともいえるのです。サバン的な記憶力で言葉を習得した幼児が、やがて成長するとそうした記憶力を失って、取捨選択をして憶えるようになるというのはじつに示唆的といえるでしょう。というのも、物事を取捨選択して記憶するということと象徴機能は、じつはきわめて密接な関係をもっているからです。
たとえば、机の上にひとつ赤くて丸い物体がのっているとします。それを「リンゴ」という名称で呼び、その言葉で意味を伝達するのが象徴機能です。それにより「机の上にリンゴがのっている」というわずかな情報量で、机の上にある物体はどれほどの大きさで、どんな形状かといった実質的な内容を伝えることができます。

ところが、この「リンゴ」という言葉を使えない人の場合は、机の上にのっているリンゴの特徴をひとつひとつあげたり、絵に描いたり、カラー写真に撮ったりして、具体的なことを伝えていかなくてはなりません。

こうして考えると、サバン的な記憶は象徴機能を用いない、発達途上の脳の使い方だということになりそうです。

動物界に目を向けると、この種のサバン的といえる機械的、カメラ的な記憶は、むしろありふれたことです。たとえば、ツバメは毎年同じ家の軒下に帰ってきて営巣する確率がひじょうに高いですし、サケの稚魚を放流すると、成魚になって同じ川に戻ってきます。

このようなツバメやサケの記憶は、できるだけサバン的で、きわめて正確で融通がきかないほうがいいことになります。ツバメの記憶が人間的で「たしかこんな町だった」「うーん、こんな屋根の色だった気がする」などというレベルでは、いったいどんな家の軒下に巣を作るかわかったものじゃありません。

ツバメにかぎらず、鳥の記憶力はひじょうに優れているようで、ホシガラスなどは、秋に松ぼっくりから種を取り出して、土中に7000カ所にも埋めておき、それを春になって掘り出して食べるというのですから、その長期記憶はたいしたものです。

このような鳥の記憶力が脳でどのように処理されているかはむずかしい問題ですが、鳥の海馬は脳のなかでも特に発達しているといわれます。またえさを隠す鳥は、隠さない鳥より海馬が大きいという研究結果もありますから、やはり海馬がある種の空間的な認知地図の役割を果たしているのではないでしょうか。

このように考えると、サバン症候群に見られる忘れられない状態も、私たちの脳のもつ病理性と深くかかわっているように思われます。

心の側から見た「忘れられないわけ」

これまでは、忘れられないわけを脳のメカニズムという視点から考えてきました。それでは心の側からとらえると、忘れられないのはなぜでしょうか。私たちが実際に何かを忘れられずにいる場合、記憶に関するむずかしい理屈などどうでもよく、頭のなかは忘れられないあることでいっぱいになっているはずです。

そのような心に直接アプローチするために、私は「心のバランスシート」という考えを提唱しています。これは私たちが頭のなかに備わっている認知プロセスを図式化したもので、人が何事かを忘れられなくなっている状態の、少なくとも問題の一部を説明することができるのです。私たちの損得勘定は「心のバランスシート」によって、つねに自動的に計算されているのです。特に忘れることができない恨みの記憶は、これを図式化することによって、そのわけがひじょうによくわかるはずです。

　恨みとはおもしろいもので、忘れられないものであるとともに、忘れまいとするものでもありえます。それはなぜかというと、社会そのものが、恨みを晴らすことを倫理にかなうものとし、奨励する傾向があったからです。

　江戸時代までは、わが国には「あだ討ち制度」というものがあり、親兄弟を殺された場合、家族には敵討ちをすることが認められていましたし、仕返しは罪と考えられていませんでした。父を殺された遺児が長年かかって殺した相手を捜しだし、見事父の敵を討ち果たして本懐を遂げるというのは美談で、時代小説や時代劇の定番となっています。

　しかし、明治6年発布の敵討ち禁止令によって、敵討ち制度は廃止されてしまいました。たしかに敵討ちを許せば報復が報復を呼び、社会の秩序が乱れることは十分ありうるわけで、それにかわる手段として公正な裁判で司法が制裁を下すことになったのは、近代国家として当然だったといえます。

　ではそれまでは、どうして敵討ちが社会にも認められた、正しい行ないとされたのでしょうか？　それはおそらく、人から何かをされた場合に、それに対して報復するということが、私たちの心にとってきわめて自然だという事情があるからです。

　もしあなたが、突然誰かから理由もなく暴行を受けたら、その相手に対して怒りをおぼえ、やり返したい気持ちになるのは当然です。自分の身内に対する被害に関しても事情は同じです。そうすることで生物としての私たちは、わが身や自分の遺伝子を受け継いだ子孫を守ろうとしているわけです。

こうした、敵討ちや意趣返しを正当化する傾向は、人の心がもつ基本的な性質を反映していると考えられます。それは害を与えられた際に作動し、その相手に害をし返すという目的を果たすようなスキーマ（枠型）ないしは心の図式です。

この心の図式を明確にするのが、心のバランスシートです。忘れられないという病理を理解し、それに対処するためには有効な概念といえるでしょう。

貸しと借りで成り立っている現実社会

バランスシートとは、もともと経済の用語で、貸借《たいしゃく》対照表ともいいます。会社などが収入と支出との双方を比べて、全体的な利益や損失を見るための表です。

次ページの例を見るとわかるように、借方《かりかた》（左側）と貸方《かしかた》（右側）の左右対称の表でできています。たとえば○○市の例でいえば、借方には市が保有している資産の総額（推計値）が説明されています。また貸方には、資産の源となった資金について説明されています。大げさな名前が

○○市の会計　バランスシート

借　方（＋）		貸　方（－）	
[資産の部]		[負債の部]	
1. 流動資産		1. 流動負債	
2. 有形固定資産		2. 固定負債	
3. 投資等		[正味資産の部]	
資産合計		負債・正味資産合計	

いろいろついていますが、企業などの家計簿のようなものだと考えてください。

まずはきわめて単純な事実からスタートすると、人は誰かに精神的、肉体的苦痛を味あわされたとき、それを不当だと感じて強い怒りをおぼえるものです。その怒りは相手に対して報復行為、すなわち自分に加えられたのと同じ苦痛を返さないかぎりは、いつまでも心のなかに残りつづける傾向があります。

逆に、私たちが誰かを害してしまったときにも、なんらかの形で罪の意識や負い目を感じるのがふつうです。

危害を加えられてすぐに仕返しできれば、そのことをいつまでも憶えている必要はないでしょう。またこちらが誰かを害しても、すぐ償えば負い目を感じなくてすみます。

ただし現実社会では、危害を加えられた相手に対し怒りを直接あらわに表現できないことが多く、こちらが傷つけた側であっても、すぐ謝罪できるとはかぎりません。危害の加えられ方がひじょうに微妙であったり、相手がこわくて仕返しできなかったり、適切な仕返し方法を思いつけなかったり、その理由はさまざまです。同じようにこちらが謝罪する側でも、いろいろな事情で謝れなかったりします。

こうして他人に危害を加えられた（あるいは加えた）という記憶は、心に記録され、忘れられなくなります。もし報復がその個体の生存にとって重要だという私たちの考えが正しいなら、こうした心への記録は生物学的にも意味のあるものといえるでしょう。

その際に、心のなかにはひとつの図式ができあがっていると考えられます。それが心のバランスシート（次ページ）で、次の4つのことが記録されています。

①他人に対して与えた危害
②他人から受けた恩恵
③他人からこうむった危害
④他人に与えた恩恵

このバランスシートについて、いくつかのコメントがあります。

まず〈借方〉〈貸方〉とも、危害と恩恵、お金が並列に置かれています。これは基本的には心が、それらを同質のものとして認識し、危害と恩恵や金銭を加算することが可能だということ

Aさんに対するあなたの心のバランスシート

	借　方	貸　方
危　害 （精神的、身体的）	①AさんにX（円分）だけ危害を与えている 起きる気持ち：X（円分）だけ謝罪（賠償）しなくてはならない	③AさんからY（円分）だけ危害をこうむっている 起きる気持ち：Y（円分）だけ謝罪（賠償）してもらって当然だ
恩恵、お金	②Aさんから恩恵、お金をX'（円分）だけ受けている 起きる気持ち：X'（円分）だけの恩恵、お金を返さなくてはならない	④Aさんに恩恵、お金をY'（円分）だけ与えている 起きる気持ち：Y'（円分）だけの恩恵、お金を返してほしい
合　計	X＋X'	Y＋Y'

です。

つまり〈貸方〉を例にとると、③でAさんからYの危害をこうむっているとき、Aさんにその危害と同量のYの報復をしなくても、相手からY量に見合う金銭（慰謝料や賠償金）を受け取れば、プラスマイナス・ゼロととらえて人はとりあえず納得し、恨みを収めることが多いということです。これは〈借方〉についても同じと考えてください。

また、バランスシートの4つの事項のそれぞれにある「起きる気持ち」とは、①～④によって相手に対して起きる気持ちのことです。たとえば③AさんからYだけの危害をこうむっているときは、「Y量の謝罪をしてもらって当然だ」という気持ちが起きるのは自然なことでしょう。同じように①AさんにX量の危害を与えてしまったら、たぶんあなたはAさんに対して「X量の謝罪（賠償）をしなくてはならない」

Aさんに対するあなたの心のバランスシート

	借　方	貸　方
危　害 （精神的、身体的）	①ゼロ	**③Y円を返却する約束を破られた** 起きる気持ち：Y円分に見合う謝罪をしてもらって当然だ
恩恵、お金	②Aさんから菓子代X'円分をもらっている 起きる気持ち：X'円分のお金を返さなくてはならない	**④AさんにY'円を貸している** 起きる気持ち：Y'円を返してほしい
合　計	X'円	Y＋Y'円

という気持ちをもつはずです。

もうひとつ。このバランスシートで、〈貸方〉より〈借方〉のほうの文字サイズが小さいことに注目してください。これは、人は加害者意識より被害者意識のほうを強くもつ傾向があり、同じように人から与えられた恩恵は、反対の欄にある、人に与えた恩恵に比べて過小評価する傾向があるからです。私たちはそうするために、必要な否認や曲解をいとも簡単にする能力をもっているからです。

ここで具体的な例をあげましょう。上の表を見てください。

あなたはAさんにお金をY円貸しました。しかしAさんは約束の期日に「金策がつかなくて……」といって、菓子折を持ってあなたのところに謝りにきましたが、お金は返却してくれませんでした。さてこれをバランスシートで見ると、あなたの〈貸方〉

③はY円返却の約束を破るという被害をこうむったということになり、④はお金をY'円貸しています。これに対し〈借方〉は、①はゼロ、②はおわびの菓子代X'円分を負っています。その結果〈貸方〉はY＋Y'円、〈借方〉は菓子代のX'円と圧倒的に貸方のほうが多く、あなたはAさんに対して大きく損失をこうむった、という恨みを抱くというわけです。

ここで皆さんにおわかりいただきたいのは、バランスシートではお金に関しての数値ははっきりしていますが、危害や恩恵についてはXやYという値を書いてはいるものの、これはあくまでも主観的・相対的だということです。

あなたがAさんからYという危害を加えられたと感じても、隣でそれを見ていた人は「そんなにひどくはないじゃないか。Yの半分程度の危害だ」と言うかもしれないし、「いやこの危害はYどころかYの2倍もある」と言うかもしれません。苦痛や快楽というのは見方によってかなり変わるものなのです。

しかし他人がなんと言おうと、あなたが感じたYという値がバランスシートに書き入れられています。それは、そのぶんの報復をしたときに一応の満足を得るはずだという値でもあります。

この心のバランスシートには、次のふたつの条件があります。

第1には、それが特定の誰かに向けられていること。第2には、主観的には数量化される傾向にあるということです。このうち第1に関しては、被害をAさんから受けた場合には、Aさんに対してそれを報復しなくてはならないのであり、BさんやCさんに対してではないということです。もちろん、根深い恨みを抱いて相手をその子孫までのろうとか、親に対する恨みを子に返すということもあるかもしれません。しかし、それはあくまでも当事者がいない場合に、その人ともっとも近縁の人を選んでそれを行なう、というだけなわけです。

また第2には、AさんからXという苦痛を与えられた際は、それに見合う量、つまり同じXを報復するということで、X以上でも以下でもありません。なぜなら、もしX以上の報復をした場合は、今度はその超過ぶんを、加害者としてのうしろめたさとして体験しなくてはなりません。またX以下の場合は、依然として恨みや不全感が残ってしまいます。

忘れられないのはバランスシートがゼロサムではなく、どちらかが超越した場合

このバランスシートは、ややこしく複雑なものに感じるかもしれませんが、そんなことはありません。ある意味ではひじょうに感情的で、動物的ですらある、人の心の動きです。

バランスシートの基本は、他人からの危害には仕返しをし、他人からの恩恵は同量を相手に返すことで、自分のもつ快感（不快感）と他人のそれが平等になり、相手に対するこだわりを消

すことができるというものです。しかし、この〈貸方〉と〈借方〉がどちらかに傾いていたら、相手に対して恨みを抱くか、あるいは相手に恩義や引け目を感じるか、いずれにしても不全感が残り、心は平静ではなくなってしまいます。

この状態は、これまで見てきた何人もの「過去を忘れられない」ケースにも見られます。たとえば第1章に書いた強迫神経症の蔵君の場合。彼は父親の強引さに負けてひどい目にあわされ、もう二度と元の状態には戻れないという感覚をもっています。彼の父親に対するバランスシートでは、〈借方〉に比べて〈貸方〉のほうが「進学先を父親の意見に従って決めてやった」「父親の望むとおりに勉強してやった」「ほかのこともしたかったのにがまんしてきた」など圧倒的に大きく、父から数多くの被害をこうむっていると思っています。このため彼は、少しでも父から受けた害を取り除こうとして一生懸命手を洗うのですが、けっしてゼロサムの状態には戻りません。なぜなら彼の受けた被害はすでに過去のことで、現在の父親に同じだけの謝罪や賠償をしてもらうのはなかなか困難ですから。

人は恨んでいる相手と接すると、けっしてやさしくなれませんし、顔がこわばってしまいます。逆に感謝している相手に対しては、やさしい表情になることができます。このバランスシートの目的は、害を及ぼす可能性のある人を識別し、それに対して自分も報復する、報復できるという意識をもつことです。

そしてここがひじょうにおもしろい、そして重要なポイントなのは、ある特定の人に対する怒りは、たいていバランスシート経由だということです。ある人が嫌いかどうかは、バランスシートによる値が大きくものを言うというわけです。

被害者が多く、加害者が少ないのが世の常

ちなみに「私はいつも損をする役回りです」と訴える人がいますが、相手から危害を加えられっぱなしだ、という感覚については、相手が自分と同じ感覚でとらえているとはかぎりません。人はたいてい、自分に甘く、他にきびしくなりがちなので、実際より余分に害をこうむった感覚をもちがちです。これは「私はいつも損をする役回りです」という人が多いのに対し、「私はいつも得な役回りなんです」という人がまずいないということでもわかるでしょう。本当なら、いつも損をする人がいるなら、同じようにいつも得をする人もいるはずなのですが。

どうして私たちは、実際よりもよけいに他人から害を加えられていると思ってしまうのでしょう？　それは自分が人に害を加えたときは不可抗力によるものだとか、相手にも落ち度があった、などと考えがちで、自己正当化するからです。この加害者の自己正当化こそが最大の問題なのです。

道に落ちていた500円玉を拾った人は、おそらく「500円なら届け出なくてもいいだろう。運がよかったな」と、落とした人のことを考えたりはしません。しかし落とした人は、そのために帰りの切符が買えずに探し回った末に「誰かが拾って使ったのだろう」と、その見知らぬ拾った人を強く恨んだりします。

こうなると、「害をこうむった」体験の人だけが生まれることになり、「害を与えてしまった」と意識する人は存在しないことになります。実際、人間社会に起きる不幸の多くは、この加害者と被害者の間のバランスシートが、けっしてお互いに帳消しにならないという事情にあるといっても過言ではないのです。

第3章 忘れる技術を伝授する

忘れたい刺激を遠ざける

これまで、忘れられない人々のいくつかのタイプをまとめてきました。過去のつらさや恨み、強烈な感覚、奇妙な空想や義務感などにとりつかれた人々は意外なほど多数存在します。彼らの忘れられない大脳生理学的なメカニズム、心理学的なメカニズムも紹介しましたので、いよいよこれから「忘れるには具体的にどうしたらいいか」という、実際的な話に移りましょう。

その際に、これまでの内容がかなり重要な役割を果たします。つまり本書で今まで述べたことは、忘れる技術を考えるための準備段階だったともいえるのです。

さてそれでは、忘れるための技術のいろいろを紹介しますが、これらの技術は第1章で述べた忘れられないケースの①外傷記憶、②恨みの記憶、③人を傷つけた記憶、④うつ病、⑤強迫神経症、⑥中毒性の記憶のいくつかに対応するようになっています。ただ残念ながら、これらが絶対確実という保証はできません。どの技術が有効かは、忘れたい記憶の種類以外にも、その人の能力や性格などが大きく影響します。要するに、人によって向き不向きがあるのです。その点をお断りしたうえで、さっそく本題に入りましょう。

身近になければ思い出さない

まずは比較的単純な方法「忘れたい刺激を遠ざける」からです。ちなみにこの方法は、主として忘れられないケースの①外傷記憶、②恨みの記憶、③人を傷つけた記憶についてあてはまります。

私たちはあることを忘れられずに苦しんでいながら、忘れられない原因に気づかないでいることがあります。たとえば忘れたい、忘れたいと言いつつ、それに関した刺激を身のまわりに置きつづけているようなことです。

最近の認知心理学では、私たちは意識レベルのほか、意識下のレベルでも、つねにさまざまな知覚の刺激を受け、それが大きく行動を支配していると考えられています。意識下レベルでの刺激は、受けていること自体に気がつきませんが、心身ともその刺激に影響されてしまうのです。典型的なのが、目の端でとらえたものや、それと気がつかずにバックグラウンドで耳に入ってくるさまざまな音などです。

たとえば離婚という、つらい体験をしたとしましょう。元パートナーが去って行った部屋には、ことごとく夫（妻）を思い出させるようなものが残っています。そこで暮らしていては、生々しい記憶を呼び起こす可能性があります。たとえ相手といっしょに買ったものや、ふたりの写真が詰まったアルバムなどを処分しても、思い出はすべての部屋、すべての家具、それこそ家全体に染みついているのです。ところがそれに気がついていない場合には、いつまでも痛々しい記憶を癒せずにいることになります。

そのようなときは、過去の思い出を払拭できるよう、まったく新しい環境に引っ越すことです。つまり意識下の刺激をすべて除去することで、初めて過去を忘れるプロセスが本格的に進み、気持ちを切り替えることができるというわけです。

会社をリストラされ、そのくやしさ、つらさが忘れられないというようなケースでは、会社のバッジや関連書類、書籍などを処分する程度では、なかなか気持ちが整理できないかもしれません。理想をいえばスーツやビジネスバッグ、靴なども処分し、心機一転したいところです。そうもいかなければ、駅へ行く道順を変えるとか、乗る電車の時間を変えるなど、それまでとはできるだけ違う環境をつくる心がけが大切です。

これ以外に、日常生活で、忘れたいものを視野に入らないように工夫できるのであれば、どのようなことでも実行するべき価値はあります。それはただちに有効である可能性があります。

ありふれた刺激は、排除が困難なことも

刺激を遠ざけるという方法はかなり効果が高いのですが、「外傷記憶」の一種であるPTSD（心的外傷後ストレス障害）では、外傷を思い起こさせる刺激が、ある色や形、特定の音といった単純な要素にまで及んでいることが多く、日常生活でそれを避けること自体が大仕事になるケースもあります。

たとえば、性的被害を受けたことが原因でPTSDを発症した患者さんの場合、犯人が犯行時に赤いセーターを着ていたため、赤い色に反応してフラッシュバックを起こしてしまうという問題がありました。しかし、日常生活から赤いものを完全に取り除くことは、不可能だということは想像できるでしょう。事実、この患者さんは突然フラッシュバックを起こしてしまい、あとでそのときを思い返すと、視野に何か赤いものが入ったらしいことがわかったりしました。

こうした状況では、何か行動しようとするたびに、刺激になる要素があるのではないかと極端に注意深く臆病になるために、日常生活がきわめて窮屈で不安に満ちたものになってしまいます。

事実アメリカでは、前線で戦ったあとにPTSDを発症した兵士たちが、テレビを見ていても、映画を見ていても、戦闘場面を映しだすのではないかと不安で、結局テレビも映画もとても落ち着いて見ていられない、というケースがよく見られました。たしかにテレビや映画を見られないのはつらいかもしれませんが、それでもフラッシュバックを起こして、一気に過去の外傷場面に引き戻されるよりはまだましなのです。

PTSDでは、刺激を遠ざける方法でフラッシュバックを完全に止めることは困難です。前に述べたように、知覚刺激は意識下においても起き、それを完全に防ぐことはできないからです。

また、「外傷記憶」はPTSDほど深刻ではないものが多いとはいえ、外傷刺激は日常にあふれていて、私たちにつねに影響を与えているということを知っておくべきです。

欲望は目にするからわいてくる

なお、この刺激を遠ざけるという方法は、深刻ではない、ごく軽症のという条件つきで、忘れられないケースの⑥中毒性の記憶についても、ある程度役に立ちます。

少々恥ずかしい例になりますが、私自身の体験をお話ししましょう。私は甘いもの好きで、ときどきスナック菓子にはまってやめられなくなることがあります。ある時期、ピーナッツを埋めこんだキャンディ菓子（アメリカのドラッグストアによくある大きな缶入りのジャンクフードのたぐいです）がやめられなくなってしまいました。なんとか制限しようとしてみても、キッチンに行くたびに缶に目をとめ、つい手を突っこんでひとつかみ食べてしまいます。おかげで体重はふえるばかりでした。そこでキッチンを通ったとき、見えないような位置にその缶を移動させました。たったそれだけの単純な工夫で、私の悪癖はかなりコントロールできるようになりました。目にとまる→味を思い出す→食べたくなる→実際に食欲がわいてくる→ひとつかみ食べてしまう、という悪いパターンが、最初の刺激を取り去るだけでセーブできるのです。

目にするから欲望がわくというパターンは、性的な刺激についても同様です。若い男性なら町を歩いていて、たまたま前を歩いている刺激的な服装の女性を目にして突然ムラムラした、というような体験があるはずです。異性は大きな関心の的ではあっても、ふだんは忘れていることも多いのです。ところが、たまたま若い女性を目にしたことで劣情をかき立てられその処理に困るという点は、私のスナック菓子と同じことになります。

女性が気になって気になってしかたがない若い男性にとって、試してみる価値があるのは、自室や自分の所持品から、女性的な要素を含むものを遠ざけることでしょう。若い男性にとって女っ気のまったくない環境がつらいかといえば、必ずしもそうではありません。男性の独房、男子専用の独身寮などはよけいな刺激がないだけ、過ごしやすいと感じる人が多いと聞きます。同様のことは学校などでもいえ、恋愛のことなどを考えずに勉強に集中できるように、男子校ないしは女子校を選ぶ人もたくさんいます。

ただし人間の性は複雑で、刺激を遠ざけるという方法にもそれなりの限界があります。同性同士の環境では、同性愛が促進されるという例は枚挙にいとまがありません。こうなるとむしろ、何か別のことに熱中するという方法が有効であったりします。何かが頭を占めることで、性的な刺激を結果的に遠ざけるというわけです。「若者は勉強やスポーツにいそしめ」という昔からありがちなお説教にも、それなりに意味があるというわけです。

忘れる技術その②

怒りやフラストレーションを何かにぶつける

これは主として、忘れられないケースの①外傷記憶、②恨みの記憶など、怒りを抱いて忘れられないでいるケースに有効で、広く応用できる方法です。感情を発散させることによって気持ちが晴れたという体験は、人生のなかで誰でももっているはずですから。

ひと昔前の精神科の入院治療では、患者の怒りやフラストレーションを晴らすいろいろな方法が、実際に病棟で指導されていました。特に精神安定薬が開発される1950年以前には、多くの方法が試みられており、いずれも恨みを忘れられないとき、怒りを晴らすために有効とされていました。

古典的なものとしてはハイドロセラピー（水療法）があります。これは怒りや興奮を水で沈静化させ、熱気を冷ますという目的で行なわれていました。

◎シャワー浴をする
◎水で濡らしたシーツで体を包む
このふたつは、ハイドロセラピーの代表的なものです。

また屋外での活動や、怒りを人に向けず物に向ける手段もよく用いられていました。具体的にいうと、
◎薪割りをする
◎サンドバッグを叩く
◎やわらかい材料で作られたバットで、自分のまわりを叩く
などです。

なかでも薪割りはよく用いられたと聞きますが、実際これは熟達すると、かなり太い薪も斧の一撃できれいにふたつに割れ、じつに爽快な気分を味わうことができます。物に怒りを向けるのはよくある手段で、右記以外にもいろいろ応用できます。

殴れば怒りは発散できる

葬儀場で聞いた話ですが、交通事故で子どもを亡くした親は、子どもをひいた相手側の運転

手を当然ながら心底恨むそうです。もしかしたら子どもの不注意が事故の原因であって、相手側の非はさほどでなかったにせよ、わが子を失った当座、親は相手に対する恨みで気も狂わんばかりなのでしょう。

こうしたときに示談を申しこむ役割を負っているのは、この種の問題を専門に扱う相談員です。相談員は示談話のプロで、親に対してどのように話を切り出すべきか、それなりのアプローチのしかたをわきまえています。

葬式に現れた相談員は親に示談を申しこむわけですが、その時点で、子どもを亡くした母親にたいていこっぴどく殴られるというのです。しかし、それを絶対に避けたりしないのが鉄則で、殴られても蹴られても、ののしられても、よほどのことがないかぎりはされるがままになっていなくてはなりません。これが相談員のある種のテクニックで、周囲の人もけっして母親を止めようと手を出したりしないほうがよいのだと聞きました。

やがて殴り疲れ、怒り疲れたときに、ようやく母親は相談員の話に耳を傾け、示談のことを考えるだけの落ち着きが生まれるといいます。

本来ならば、事故と関係のない相談員をいくら殴ったとしても、恨みを晴らすことなどできないでしょう。また、たとえ相手側の運転手を直接攻撃したとしても、忘れられるのは恨みのほんの一部にすぎません。そもそも、かけがえのないわが子の命を思えば、恨みを１００パーセント晴らす方法などありえないものと考えるべきでしょう。
しかし、誰か、あるいは何かに恨みを思い切りぶつけ、怒りのエネルギーを消費すれば、人は徐々に落ち着いて先のことに目を向けることもできるようになるものです。

効率のよい「癒し」は人さまざま

身体運動がストレス解消に役立つことは、たとえ医学的な専門知識をもっていなくても、多くの人がある程度経験的に知っていることです。私の友人は、仕事でフラストレーションがつのると、帰宅してすぐ、奥さんにものを言う間もなくそそくさと着替えてジョギングに出てしまうそうです。そうして30分ほど走って汗を流すと、すっきりした顔で戻り、奥さんとも会話が可能になるといいます。

このような身体運動によるストレスの解消は、脳内のドーパミンの放出に関係しています。一般に、精神的なストレスから開放されてリラックスした状態になると、中脳の快感中枢がゆるやかに刺激されているのがふつうです。

ジョギングやスポーツと同様の「癒し」の効果が期待できることは、このほかにもたくさんあります。具体的にどんなことに「癒し」効果があるかというと、

◎音楽を聴く
◎お茶を飲む
◎甘いものを食べる
◎自然に触れる
◎肉体労働をする

などで、これ以外にも数かぎりない手段が考えられます。

ただし、あることが誰にでも効果をもつとはかぎりません。どのような手段が快感となり、ストレス解消につながるかは、人により大きく異なるというわけです。右にあげた例のなかでも、甘党の人なら甘いものを食べてストレス解消になるでしょうが、甘いものの苦手な人なら、逆にこれがストレスにつながってしまいます。自分の気持ちを休めてくれる「癒し」効果のあることは何か、それは自分で探していきましょう。

自分の好みに合った手段を探す

参考までに、最近私の患者さんから聞いた例もお知らせしましょう。若い男性の患者さんで、さまざまな強迫思考を頭から追いやることができず、かなりのフラストレーションを抱えていた方でした。彼はふとしたきっかけで「スポーツチャンバラ」をやるようになり、それからはじつに効率よくフラストレーションの解消ができるようになったそうです。

スポーツチャンバラとは、刀を振り回すチャンバラを競技用に改良したスポーツです。面をかぶり、なかに空気を入れたエアーソフト剣という柔らかく安全な剣を使うので、打たれても少しも痛くなく、危険性もありません。相手の全身を的として、お互いに脚でも胴でも自由にねらい、1本を決めたほうが勝ちという、シンプルなルールが特徴です。むずかしい型や、複雑なルールがなく、服装やスタイルも自由とあって、子どもから中高年まで熱中する人がふえているそうです。

患者さんの話では、相手に命中すると、スコーンとじつに爽快な音が出るので勝敗が明確で、それがまたフラストレーションの解消になるそうです。これなども、ルールや技法が単純で、ある程度エネルギーを発散でき、勝ち負けがあるので夢中になれるなど、忘れる技術としての要素が高いスポーツだと思います。

なお、少々専門的なことをいうと、精神科のテキストによっては、「身体運動は交感神経（心拍数を上げたり、血管を収縮させたりして全身を緊張させる神経）の働きを高めてしまうので、いらだちを抑えることにはならない」と記載されているものもありますし、実際にそれがあてはまる患者さんもいます。しかしそうならば、副交感神経（胃液や唾液の分泌を高め、血管を拡張させて全身をリラックスさせる神経）を高めるために食べるという行為が効果があるかといえば、そうともいえません。そのために体重がふえて、よけい不幸な気分を味わうという場合もあります。やはり自分の好みに合ったことをするほうが、リラックス効果は上がるといってよいでしょう。

賠償を要求する、訴える

忘れられないケースの①外傷記憶や②恨みの記憶など、傷つけられたことが忘れられない場合、相手に同じような仕返しをすることが忘れるもっとも手っ取り早い方法といえます。ところが現代の文化では、仕返しがいっさい許されないような風潮であることは興味深く、また少し奇妙にも感じます。

本書の冒頭で書いた、ニューヨークのテロ事件の際に、「報復をしない勇気を！　報復は報復の連鎖を生む」という内容の提案がありました。この提案では、報復そのものがいけないことであるかのような印象を与えかねません。たしかに報復は、加害者、被害者のどちらにとっても適正に行なわれることがむずかしいものです。けれども、もし連鎖を生まないような報復があるとするならば、それはむしろ正当な行為と考えても少しもおかしくありません。

自分を傷つけた相手に、怒りをぶつけて報復することで、満足感や心地よさを味わった体験は、私たちすべてがなんらかの形でもったことがあるはずです。この、加害者に仕返しをしたくなる心の仕組みは、第2章の「心のバランスシート」で述べましたが、〈借方〉に比べて〈貸方〉が圧倒的に大きいという、ひじょうに大きな収支のアンバランス感覚が生まれ、それを均等にしたいという強烈な願望が生まれることに由来します。

おそらくこれは、生物学レベルで起きてくる根元的な衝動でしょう。人でも動物でも、敵から攻撃を受けたときは敵に攻撃をし返すというのが、わが身を守る最善の方法だからです。これは、本能に従った行動プログラムとして、私たちの遺伝子に組みこまれているはずで、仕返しができない、すなわち本能の要求を遂行できないときは、私たちは強烈な不快感を体験することになります。相手から〈貸方〉を取り立てなければ恨みが忘れられないのは、ある意味では当然のことといってよいでしょう。

裁判は忘れるための有効手段

もし、受けた被害が物やお金に換算できる場合なら、相手に対して即座に金銭的・物品的な賠償を要求して、それを受け取ることで恨みは解消できるはずです。物ならば、まったく同一の物で賠償するのがもっとも有効です。

この物での賠償に関して、私は『コットンクラブ』というアメリカ映画のワンシーンを思い出します。留置所に入っていたギャングが、拘留が長引いたのは仲間が保釈金を着服したせいだと疑い、保釈後に仲間を問いつめ、相手の金時計を粉々に壊してしまいます。これに対してその相手は、疑いを晴らすための証拠を示しました。すると疑っていたギャングは「お前を疑って悪かった」と、壊したものとまったく同型で新品の金時計をふところから出して、相手に差し出したのです。仲間はそれを受け取り、即座に仲間のギャングを許しました。

これなど、同じ型で、しかも新品というひじょうに効果的な物品で賠償されるなら、恨みもスムーズに忘れられるというよい例だといえます。

またお金や物に換算できない被害の場合は、「目には目を」という暴力などの報復ではなく、法的な手段を用いて自分がこうむった損害に対する、正当な損害賠償金や心身の苦痛に対する慰謝料などを求めるのが有効なのはもちろんです。

裁判で運よく勝訴し、賠償金などを得ると、それで自分が不当な目にあった犠牲者だ、といった感覚から解放され、その体験を忘れることができる可能性があります。たとえ敗訴しても、相手の不当性を最後まで主張した、少なくとも自分は受け身で相手からの被害に屈服するだけではなかった、という気持ちをもつことができるでしょう。

訴えなくても、指摘はするべき

法的手段に訴えるほど深刻な状況でなくても、相手からこうむった被害や不当さをなんらかの形で告発したくなる場面は、日常にいくらでもあります。たとえば職場で、皆の前で暴言を吐かれるというようなパワーハラスメントやセクシャルハラスメントなどは、行なっている上司は軽い気持ちでも、受ける側にとってはかなりつらいものです。もしそれが限度を越えて、がまんできないときは、それをはっきりと相手に指摘するのもひとつの方法です。

たとえば暴言を吐かれたら、「私がいたらなかったことは申しわけなく思っていますが、今の言い方はひじょうに不適切だと思います。その気持ちだけはお伝えしておきます」と言うのです。たとえ言っても、何も具体的に変わらないかもしれません。

しかしそれをはっきり言ったということで、あなたの気持ちはかなりしずまるでしょうし、上司への恨み、憎しみが忘れられないという悶々《もんもん》とした状態からは脱出できます。

人に話す(カウンセリングを受ける)

忘れられないすべてのケースに効果的で、忘れる技術のなかでもっとも強調したいものとして、自分の忘れられないという悩みを人に話す、特にプロフェッショナルなカウンセラーないしは心理療法家に話して治療を受けるという方法があげられます。この話す、カウンセリングを受けるという方法は、精神科のクリニックでは薬物治療と並行して行なわれることが少なくありませんし、単独でも行なわれます。

何か忘れられないことがある場合、あるいは深刻な体験をもっている場合、その話に耳を傾け、こちらの気持ちに共感してくれる人の存在はきわめて重要です。なぜなら、つらかった体験の話を聞いて、そのつらさを共に分かち合ってくれる人が存在することで人は深刻な孤独感を癒され、勇気づけられ、そしてこの先もつらい体験を心のなかでもちこたえる力を得るからです。

忘れられない体験に悩んでいる人は、その忘れられないでいることがとても人に話せないような恥ずべき出来事であると感じたり、あるいは加害者から口外しないように脅されたりしている場合が少なくありません。幼児期の身体的虐待、性的虐待の体験などが、その顕著な例です。そうした体験は、ひとりで抱えていくにはあまりに深刻で、思い出すことはひじょうに大きなストレスとなります。そのような場合も、体験をカウンセラーに話し、検討していく過程で、その記憶は徐々に忘れられるものに変質していく可能性があるのです。

クリニックかカウンセリングルームで申しこむ

カウンセリングを受けるには、ふたつの方法があります。スタッフとして心理療法家が働いている病院や精神科クリニックなどを受診する方法と、心理療法家が独自に開いているオフィスを利用する方法です。前者の場合は精神科医が忙しく、時間内に話を聞けなかったぶんを「通院精神療法」という枠組みで、心理療法家に肩代わりするという形をとります。精神科クリニックに行き、最初のインテーク面談（受診したいきさつ、症状などの訴えを聞く初会面談）を受けたうえで、カウンセリングを受けたいということを精神科医に話し、適当と判断されれば受けることができます。何週間おきかに精神科医とも正式に面談し、投薬を受けるというパターンが一般的です。「通院精神療法」は保険診療として扱われますが、時間は週1回、20〜30分くらいにかぎられるところが多いようです。

いっぽう、後者の形で正式にカウンセリングを受ける場合は、時間を長くとってもらえる半面、医療保険も利かないことを覚悟しなければなりません。週1回、50分間のカウンセリングで数千円の費用がかかるのが一般的です。

カウンセリングでは何をどう話したらいいかなど、悩むことはありません。それはカウンセラーや心理療法家が考慮し、いろいろな聞き方をしてくれます。無理せず、思うままに話していけばそれで十分です。

話を聞いてくれるさまざまな人たち

もちろん話を聞いてくれる人は、かならずしもプロのカウンセラーである必要はありません。親友でも配偶者でも、あるいは両親でもいいのです。

ただ身近な人、家族などは、その忘れられない事柄に直接かかわっている場合がありますし、必要のない勇気づけや説得を試みて、肝心の話をそのまま受け止め、共感するといった部分をおろそかにしがちなので、その点に注意が必要です。

その点カウンセラーは仕事として話を聞くので、傾聴、共感に専念してくれます。そしてまた、話し手とある程度の距離を保ちつつ、率直な反応を返してくれるので、忘れられない記憶に新たな光をあて、これまでと異なる視点で見られるようになることも期待できます。

また、カウンセリングとはやや違いますが、同じような体験をもった人たちが体験談を話したり、励まし合ったりする自助グループ（被害者の会、病気友の会など）もひじょうに役立つ場合がありますので、これに参加することもよいでしょう。忘れられないことのつらさ、悲しさを本当に分かち合えるのは、医者やカウンセラーよりは、むしろ同じような体験者であると感じる人は少なくありません。

特に虐待や心的外傷の経験をもつ人々は、互いに集い、励まし合うことで、心の傷を徐々に忘れていけるというプロセスもしばしば聞かれます。こうした自助グループ、ネットワークなどは全国に多数ありますので、各自治体に問い合わせればわかります。また、インターネットで調べてもかなりの情報が得られるでしょう。

相手について知る（理解し、許す）

この方法は、忘れられないケースの①外傷記憶、②恨みの記憶に特に応用されるものです。アメリカで最近、大きな議論を巻き起こしている説があります。それは過去に外傷を受けた犠牲者が本当にその記憶を忘れられるのは、外傷の加害者を心の底から許したときだ、という説です。これはそれなりに支持者を得ており、「治療的な許し（therapeutic forgiveness）」という名前でひとつの治療法として確立されるまでになりました。この治療法の経験者は、次のように語っています。

「私は、加害者を許さない間はいつもその亡霊にさいなまれていました。しかし一度思い切って許すことで過去から解放され、安らかな毎日を送ることができています」

これは言い換えれば、「性的な虐待を加えられたり、愛する人を奪われたり、親に愛されなかったりした体験を忘れられないのは、自分がそれらの加害者に恨みをもちつづけているからである」ということになります。

もしそうならば、恨みや憎しみをもちつづけている自分自身こそが忘れるためのカギを握っていることになり、恨むことをやめれば忘れられると気づかせ、それをうながすというこの治療法の考え方にも一理ある気がしてきます。

アメリカではこうした許しの教本が出されて、具体的な許しのステップが掲げられています。ここではR. Klimesという人の「新約聖書『エフェソの信徒への手紙』に従った許しのための5つの方法」(The 5 skills in forgiveness according to Ephesians 4: 31-32)に書かれた、5つのステップというものを紹介してみましょう。

【許しのための5つのステップ】

1　明確に特定できるような被害を受けた場合、それによる怒りや傷つきをはっきりと認める

2　加害者に苦しみを負わせたり、懲らしめたりしようという復讐の気持ちを心に禁じる

3　加害者の立場を考える。その行為をわかろうとする

4　痛みを加害者にぶつけることなく、自分で受け入れることを決断する

5　加害者に共感を向ける。そうすることで被害者は被害から解放される

おそらく読者の多くは、このステップの5まで読み終えないうちに、すでに「こんなの無理だ」とつぶやいているでしょう。あるいは「これじゃ、忘れるための特別の方法を何も教えてないじゃないか」と思うかもしれません。

事実、この許しの議論にはひとつの問題があるようにも思えます。相手を許すことが大切だとどれほど理屈でわかっても、そもそも感情のレベルで「はい、わかりました。そうします」と、簡単にはいかないということです。

また「相手を許したら、自分の苦しみがもっと深くなってしまうのではないか！」という声もあるでしょう。そう、相手を許すという行為は、かなり危険な賭けかもしれないのです。特に自分の心に加害者を許す用意がないうちに、自分自身に相手を許すことを強いるのは、こちらの心の傷をいっそう深いものにしかねないでしょう。

「忘れない」ことを選んだのは当人

過去に起きたあることを忘れられないとき、私たちはしばしば「この恨みや苦しみはけっし

て忘れないぞ」と心に言い聞かせているものです。これは「俺（私）はけっしてこのことを忘れず、将来必ず復讐してやるからな」と誓って、現在の怒りやつらさを少しでも軽減しようとするからです。「今はこんなに苦しくつらいが、将来は必ず恨みを晴らすのだから、この恨みはそれまでの一時的なものなのだ」と思うからこそ、現在の屈辱感や怒りにも耐えられるというわけです。

このように考えると、「忘れない」ことは多くの場合、本人が積極的に選択した結果でもあるのです。

そうだとすると、忘れまいと決意している人に「それでも相手を許してあげなさい。恨みを忘れられますよ」というのは、まったく理屈に合わないことになります。お酒をやめるつもりのない人に、「どうやったらお酒をやめられるか」を説いても無意味なように、「忘れるものか」と思っている人に、忘れる技術は無用なのですから。

「相手を許す」のが簡単ではないのは、こうした理由からです。

しかし、もう恨むのがいやでしょうがないのに、許すこともなんとなく不安であるといった人にとって、許すことは治療的な意味をもってきます。

許すという方法がけっして単純ではなく、さまざまな問題をはらんでいるのはわかっています。それでも【許しのための5つのステップ】のなかの、ステップ3の「加害者の立場を考える。その行為をわかろうとする」に関しては、ある種の真実を表しているように私には思えます。誰かを恨み、仕返しをしようと考えているとき、私たちはたいがい相手をふつうの人間とは異なった一種のモンスターのようだと考える傾向があります。あるいはそのような存在と考えるからこそ、こちらの怒りや攻撃性をぶつけることもできるわけです。ところが加害者のことを知ると、相手も同じ人間だと再認識して、加害者の気持ちに共感できてしまうような状況さえありえます。

まずは知ることからスタート

【許しのための5つのステップ】のステップ3で、加害者へ共感しようとしても、精神的に抵抗がある人が多いのが最大の問題です。それでも相手に共感したいという気持ちを同時にもつのであれば、まずは、加害者の子ども時代から始まる生い立ちを知るのが第一歩です。

この際注意したいのは、最初から許そう、共感しようなどと思わないこと。また「子どものころからきっと悪いはずだ」といった悪感情の色めがねで見たりせず、相手の子ども時代についての情報を集め、その姿を想像するのです。誰にでも子ども時代はあり、無垢で純粋であった時期はあったのです。そして相手にも愛情を傾けた家族があり、また数多くの苦しみを体験してきたことがわかることで、自分と同じ人間であるという実感がもてたときに相手に関するイメージは、重層的でさまざまな色あいをおびたものになります。よく、いつも自分を冷たくあしらい、けっして愛してくれなかったと思いこんでいた母親の子ども時代を調べていくうち、幼かった母親もまたつらい暮らしを送り、愛情に飢えて苦しんでいたことがわかって驚愕し、それから母親に対する見方が変わったという人がいますが、これも憎んでいる相手のことを知ろうとして初めて起きることです。

こうして情報を集めていき、恨んでいる相手の邪悪な面だけでなく、無垢な部分や犠牲者としての側面などに気づくようになると、その人のイメージが悪一色に染まった状態でなくなったぶんだけ、恨みもかなり薄らいでいるはずです。

私の知っているケースで、自分に性的外傷を負わせた男が、彼自身も幼いころに養父に性的な虐待を受けていたことを知り、ようやく許しへの第一歩を踏み出すことができたと語った人がいました。相手を許すつもりはない、でも相手を人間として知ろうという気が起きた時点で、すでに許しに向けた第一歩を実質的に踏み出していると考えられるのです。

新しい世界に踏み出す

特に、忘れられないケースの②恨みの記憶に効果をもたらす方法として、現実をあるがままに受け入れるというものがあります。前出の「相手について知る」は相手を許すことを目的としていますが、それより現実的であり、許すことに比べて外傷性が少ないのが、この受け入れるという方法です。

しかしここで、その受け入れるためのプロセスや方法を具体的に紹介することは、残念ながらかなり困難です。なぜかというと、現実を受け入れるとは、「もうそれはすんだことだ」「変えようのないことなのだ」として、心のなかで処理ずみのハンコを押してしまうことであり、言葉を換えれば忘れてしまうことです。それなのに、忘れられないものをそのままにして、「よし、この忘れられないことを受け入れるようにしよう」などと頭で考えても、所詮、理論的に無理な話。結局「忘れるためには受け入れることである」とは、「忘れるためには忘れることである」というトートロジー（同語反復）にすぎなくなります。

現実をあるがままに受け入れることは、何かまったく別の体験をきっかけにして、初めて可能になることが多いのです。しかし、その体験は、どこかに行けば確実に得られるというものではありません。

たとえば、死ぬことの不安や恐怖がいつも頭につきまとって、忘れられない人がいるとします。その人が実際に大病をし、一時は死を覚悟するような状況を経て生還すると、死はこれまでとはかなり違ったものと感じられるようになります。死を覚悟するというめったにない体験によって、漠然とした死は恐怖ではなくなり、逆に今生きていることがありがたく、もうけもののように感じられるようになるのです。これなどが思いがけない体験によって現実を受け入れた例といえるでしょう。つまり、非日常的体験（この場合は大病で死を覚悟した体験）をしたあとに、それまでは忘れられないでいたことを別の観点から見直すことができ、いわば心のなかで解毒化され昇華されていったと考えられます。

これは、太平洋戦争の終戦時に、いったんは死を覚悟した多くの人が体験したことでもありました。また病気で長期にわたって入院したり、懲役刑による刑務所暮らしを体験した際も、まったく違う世界を知り、そこでこれまでとは別の生きがいを発見し、過去へのこだわりを捨て現実を受け入れる場合があります。

新しい世界が、人生観を変えるかもしれない

しかし、今あげた例のように「まったく別の体験」は、不可避的に身に降りかかってくるようなものをさしており、意図的に経験できるたぐいのものではありません。そのため、この方法を具体的に紹介するのは困難だと冒頭で書いたのですが、それに準ずるものとしてぜひおすすめしたいことがあります。それは、現在の日常生活を離れ、今までと少しだけでも違う新しい世界に踏み出してみることです。

たとえば見ず知らずの土地に旅してみたり、それまで知らなかった社会で働いたりするなど、日常の思考をリセットするような体験をもつのです。よく映画で、旅に出た若者が、旅先で多くの人に会ってさまざまな体験をするというストーリーがありますが、まさにそれです。

そうした体験は、これまでずっと忘れられないできたことを、多少なりとも違った角度から眺める機会を与えてくれる可能性があります。これまで知らなかった世界の人たちが、自分よりはるかに恵まれない境遇にいて、それでも人生を楽しんでいたりするのを目の当たりにするなど、大きく人生観、価値観が変わる体験があるかもしれません。そもそも忘れられないとい

うことは、自分の人生にとって価値あるものにめぐりあえていないことの結果として起きていたかもしれないのですから。

私は若いころ、大きな失敗をしてひどく打ちのめされたときに、高いビルの屋上に上がって、人間が豆粒のように見える場所から下界を眺めたことがありました。屋上から見下ろすと、人間社会がなんとちっぽけに見えたことか。小さな社会で、小さな人々が、それぞれ小さな頭のなかで悩んでいることがいかに瑣末なことかについて思い至り、少しは立ち直れた気分になったものです。これもまた、一種の心のリセット効果を与えてくれる体験でした。

どういう世界、どういう体験がきっかけになるかは人それぞれですが、忘れられないことにただ悶々としているより、意識的に新しい世界を探してみることをおすすめします。

与える人生を歩む

誰かを傷つけた記憶にさいなまれている人たちは、心のバランスシートが、「Aさんを傷つけてしまった」と大きく〈借方〉に傾いています（130ページ参照）。私たちがそれに対処する方法としてもっとも理にかなったものは、傷つけたAさん本人に直接償いをすることですが、それができないからこそ、傷つけた記憶が忘れられないものになっているはずです。それならば、人に貢献するような人生を歩むことが、人を傷つけた記憶のケースには有効です。もし傷つけたり、死に至らせたりした人の遺族がわかっていて、その相手に奉仕ができるのなら、まずはこの方法が選択されるべきでしょう。

極真空手の創始者である今は亡き大山倍達氏が、あるエッセイでこれと同じ印象的な体験をつづっていました。彼は、喧嘩してやくざ者を死に至らしめたことがあったそうです。もちろん相手を死なせる意図はなかったものの、試合ではなく喧嘩によって相手が死んだのでは、空手の神さまといわれた人が自責感に駆られるのは当然といえるでしょう。彼は空手をいっさい封印してしまいました。

死んだ男の妻は、小さな畑を耕して生活の糧にしていました。賠償金など払う余裕がなかった大山氏は、その畑を耕し、作物を黙って未亡人に届ける生活を始めたそうです。最初はさんざん冷たくあしらわれたものの、やがては彼の気持ちが通じ、最後に未亡人は夫を死に至らしめた大山氏を許しました。こうして彼は、再び空手の道を歩みはじめることになったのです。

これはまだ幸運な例です。死んだ相手にかかわってその未亡人が許してくれたからです。それによって、彼は己の罪を多少なりとも軽減することができたのです。

償いは、未来ある人々すべてを相手にする

もし償う相手がいなかったり、服役中などでそのようなことが事実上できない場合には、見ず知らずの他人への善行、他人のための小さな努力がそのかわりになります。本来、心のバランスシートは特定の誰かに向けられたものだというのは第2章で書きました。しかし当事者がいなくて、傷つけた記憶が根深い場合は、他者全般を対象にするしかありません。

昔、先輩の精神科医に、謎かけのようなことを言われたことがあります。

「君はご両親にいろいろ面倒をみてもらっただろう。親孝行してるかい？」

とても親孝行しているとは言えず、親の死に目にも会えないような遠い外国に何年も暮らしていた私は、すぐには返答できずにいました。するとその先輩がいたずらっぽそうに言いました。

「いや、僕も親とはほとんど音信不通状態なんだよ。親不孝だとわれながら思うけれど、でも親に受けた恩は、必ず親に返す必要はない。むしろ自分の子孫に与え返すことが大事だよ」

子孫と言われても、私はそのころは子どもがいませんでしたから、いぶかしげな顔をしたのでしょう。その先輩はつづけて、

「子孫といっても自分の子どもとはかぎらない。後輩、生徒、年下の世代の人たち、本当は誰にだっていいんだけどね。これから未来のある人なら誰にでも返せばいいのさ」

その先輩はけっこういいかげんな性格だったので、ふだんはあまり真剣に話を聞くことがなかったのですが、そのときの言い方があまりに確信に満ちていたので、彼の話を信じることにしました。そして今でもそれに従っています。

ゆっくりと、しかし確実な効果

こうしたことは、おそらく場所や時を選ばずに実行できるでしょう。償うべき相手は、それこそどこにでも存在することになるからです。

もし人をあやめた罪悪感から孤独に暮らし、毎日ただ仕事場とアパートを往復しているような生活をしている人がいたとしましょう。社会奉仕をするような時間も勇気もなく、慈善事業に献金するような金銭的な余裕もないとします。それでも、たとえば地下鉄で自分の前に立った、疲れた表情のお年寄りに席をゆずるというのも「与える」ことです。

「そんなことを毎日できるか！」という反発があるかもしれませんし、それももっともだと思います。長距離通勤でいつも座りたくてしかたがない私は、席をゆずることがいかにむずかしいかよく知っています。

けれども、もしそのような行為が運よく相手に気持ちよく受け入れられ、席をゆずったお年寄りからていねいな感謝の言葉をかけられたとしたら、あなたは何かを「与えた」という実感、そしてそれにより些少でも何かを「返す」ことができたという感覚を味わうことができるでしょう。

もちろん、感謝されないと「与えた」実感がわかないというのでは、無償の隣人愛や自己犠性にはほど遠いかもしれません。しかしそれでいいのです。感謝されることにはまってしまった人がいたとしても、その行為が押しつけがましいものでなければ、多くの人はそれを笑って受け入れる余裕をもっていると私は思います。

奉仕活動などに力を注いだり、仕事上の役割を超えて人に尽くす努力をつづけることは、「忘れる技術」というにはあまりにも地道で、気の遠くなるプロセスに聞こえるかもしれませんが、加害記憶を忘れるという長い道のりをほんの少しずつ、しかし確実に短くする効果をもつようです。

薬物療法を試みる

本来の「忘れる技術」とはいえないかもしれませんが、忘れられないケースの①外傷記憶、④うつ病、⑤強迫神経症、⑥中毒性の記憶に苦しめられている人にとって、薬物療法は忘れるための大きな手段となります。私が専門とする精神医学では、治療の手段として薬物はひじょうに大きな位置を占めます。「忘れられない」という問題は、精神科的な病気から生じていることも少なくなく、薬によってある程度それらの症状が改善する可能性がある場合は、まずは薬物を試すことが先決になります。

精神科の疾患の有無を見きわめて、薬によって治療するいちばんの利点は、なんといっても効率がいいからです。人の心の問題に効率などというと、身もふたもない感じですが、人生は時間との勝負であり、また経済的な問題もかかわってきます。悩んでいる症状の原因がわかり、その解決を試みても、それに途方もなく時間がかかったり、多額のお金がかかっては意味がありません。かぎりある人生を有意義に過ごすこともできなくなってしまいます。たとえ原因がはっきりしなくても、薬によって症状が大幅に改善する場合は、それを用いるのが時間的にもお金の面でも、いちばんムダが少なく合理的でありうるのです。

もちろん薬を用いたからといって、それ以外の治療手段を選べないわけではありません。薬である程度症状が軽くなり、苦しみが取れたところで、やっとカウンセリングを受ける精神的な余裕ができるということもあるのです。

ただし、精神科医が処方した薬といえども万能ではありません。私も毎日精神科の外来でいろいろな患者さんの治療をしますが、どんな薬を使ってもよくならないという方もいらっしゃいます。それにまた薬が効く場合も、その効果はたいがいは不十分なのです。誤解を恐れずにいうならば、薬がよく効く人は、ひじょうにラッキーな人ともいえるのです。

たとえば強迫神経症で、ある考えが忘れられないという悩みの人が100人いるとして、その100人すべてに薬を処方して、悩みがすっかり消えてしまう劇的な効果が得られるのは、おそらく数人もいないでしょう。それでもなお、薬をまず治療手段として考えるのは、その数人の方たちに劇的な効果という幸運を逃してほしくないからです。

薬に頼ることをいやがる心理

心の問題を薬で解決することに、抵抗を感じる方が大勢いることは承知しています。私はアメリカで臨床をしているころ、いつも患者さんにこう言っていました。

「私は、じつは薬嫌いだったんですよ」

皆、一種の冗談としか思ってくれません。そこで「私自身も痛み止めの薬ひとつ飲むことにすら、なんとなく引け目や負い目を感じていたのです」と言います。すると不思議なもので、患者さんは私のことをあまりピル・プッシャー（pill pusher：やたらと薬を出したがる医者）とは見なくなり、安心するようでした。

私の薬嫌い、これは本当の話です。特に医者になる前は薬を飲むことに抵抗があり、母親も薬をくれませんでした。頭痛のときの痛み止めや、風邪をひいたときの解熱剤さえ飲みませんでした。たとえ薬を飲んでそれが実際に効くとしても、薬剤に頼ってしまうのはよくないことだ、というのがその理由でした。

しかし、自分が医者になって薬を出す立場になり、薬をいやがる多くの患者さんに接するにつれて、その理屈の矛盾点がよくわかるようになりました。

なぜ薬を飲むことが、それに「頼ってしまう」ことにつながってしまうのか？　薬を飲むことで自分の尊厳が失われるというのは、ちょっと大げさすぎるのではないか？　頼るのはいけないというが、歩くかわりに自転車に乗ったり、暑いときクーラーをつけるのも、すべて「頼って」いるのにこれらには抵抗が起きず、薬だけ頼るのがいけないというのは変ではないか？

そこで私は、患者さんに対して次のようなことを伝えることにしました。

「薬を飲んでよくなれば、それに依存するような気がして不安になるかもしれませんね。でも薬を飲まないで、仕事や学校に行けなくなったり、あるいはふだんの家事ができなくなってしまったら、そのほうがよほど深刻ではないですか？」

こう話すと、かなりの患者さんは薬を試すことに納得するのです。

服薬に抵抗する家族たち

薬を飲むことに対する抵抗は、じつは家族からきているケースもひじょうに多くあります。これは特にアメリカで目立つのですが、キリスト教系のある特定宗教の教会に通っている人たちのなかには、「信心こそが、病から身を守る唯一の方法である」「だから薬には極力頼るべきではない」「どんな薬でも毒である」ということを信じている人がいます。彼らの宗派では、せっかく患者さんが病気であることを自覚して医師の治療を受けても、信仰心の厚い家族が処方された薬を取り上げ、捨ててしまうということも起きています。

また人気俳優のトム・クルーズが、彼の信じているサイエントロジーという新興教団の立場を代弁して、精神科の薬の価値をいっさい否定して、全米で物議をかもすということもありました。

日本ではそのような宗教的な抵抗はさほど目立ちませんが、「薬は体に毒だから、あまり飲むもんじゃない」という根拠のない信念はけっしてすたれていません。そういう人たちにかぎって、精神的な病気そのものを理解せず、かえって病気で苦しんでいる家族を追いつめてしまったりします。たとえばうつ病を理解しないで、「そんなことでうじうじするな」「いつまでそうしているんだ、がんばればいいじゃないか」「気力を出せば治るに決まっている」などといった言葉を投げかけつづけ、家族のうつの症状が悪化してしまうというパターンがひじょうに多く見受けられます。

効果のあるSSRI

SSRIとは、selective serotonin reuptake inhibitor（選択的セロトニン再取りこみ阻害剤）の頭文字で、最近アメリカで開発されて盛んに用いられるようになった新しいタイプの抗うつ剤の総称です。アメリカでは現在、プロザック、ゾロフト、パキシル、ルボックス、セレクサといった、いくつもの種類が用いられていますが、日本ではまだパキシルやルボックスなど限られた種類しか認可されていません。

ＳＳＲＩは種類としては抗うつ剤に属しますが、うつ病以外にも不安症状や強迫症状など、さまざまな状態に効果があるといわれています。

特に、自分の意思に反してさまざまな思考が頭をもたげて忘れられなくなる強迫神経症には、ＳＳＲＩを用いることで、その一部が軽減する場合があります。

なお、最近パキシルを服用した20代の若者に、自殺を試みる傾向が見られるといってアメリカで話題になったことがあります。たしかにそういう研究データもありますが、極度のいらだちなどの副作用に注意しさえすれば安全に使用できます。専門医が処方し、ようすを観察しながら治療を進めていくぶんには、心配無用です。

ＰＴＳＤに使われるβブロッカー

また、ＳＳＲＩ以外の薬が使われることもあります。第２章で、記憶がより強く定着する仕組みについて説明しましたが、ある体験によって扁桃核が強く興奮すると、それが記憶をつくる海馬の働きを高めます。この理屈の応用で、最近では外傷を体験したときに、扁桃核の興奮自体を抑制するような薬物を投与する試みがなされています。

これはβ《ベータ》ブロッカーという薬物に属するものであり、インデラル、テノーミンその他数種類があります。βブロッカーは血圧や脈拍数をコントロールする働きがあるために、従来は高血圧などの治療に用いられていましたが、最近の研究でPTSDに対しても応用することができる可能性が広がったわけです。

ただし精神科医の見立てや、それに従った薬物療法が、つねに有効だという保障があるとはかぎりません。どのような症状が薬物によって改善するか、あらかじめ予測することは、専門家でもひじょうにむずかしいものです。その意味では、薬物療法が有効な人は、実際にいくつかの薬を試してそれなりの結果が出た人、というあたり前のような話になってしまいます。

こうした薬は、医師によってPTSD、うつ病、強迫神経症などの診断が下されなければ処方されませんので、精神科の受診をする覚悟がいります。覚悟というと大げさに聞こえるでしょうが、日本では精神科にかかることに強い抵抗を感じる人は、きわめて多いのです。

しかし、精神科にかかるイコール精神障害者と見なされる、といった極端な考えは、現在では少なくなってきました。ひとりで精神的な悩みを抱えているよりは、専門医にかかるほうがはるかに賢い選択だといえるでしょう。精神科における薬物療法は、まさに日進月歩なのです。

薬物療法で忘れることができたGさんの例

28歳男性のGさんは、アパレル店勤務。いったんある考えが始まると、まさにそれに飲みこまれるような感じで、その考えが忘れられないということで受診してきました。

たとえばジュースを飲み干したとき、缶をすぐにゆすがないと大変なことになる、という思考が頭をもたげると、ゆすがないでいることががまんできません。たとえどんな状況でも、それをしないと気がすまないのです。あるいは1回咳払いをしたら、それを10回つづけないと悪いことが起きる、という考えが浮かぶと、どうしてもそれを実行せずにはいられないのです。

これらの訴えは強迫神経症の典型的なもので、特に数にこだわり、決まった数だけ行為をくり返したり、ある数を避けたりするのは、この病気によく見られる症状です。

Gさんによると、ひとつの考えだけならまだなんとかなるのですが、ゆすぐこと、咳払い、その他さまざまの強迫的な考えがいくつもいくつも重なると苦しくてしょうがないし、そうしたことを実行してばかりいると、実質的なことが何もできなくなってしまうのが問題だというのです。

特に、アパレル店で針を用いる際にさまざまな強迫思考が働くようになってきて、お客さんに刺さったらどうしようと考えだすとキリがなく、仕事に支障が出てきたそうです。

私はこうした訴えを聞き、SSRIの使用を考えました。Gさんには、現在日本で使用されているふたつのうち、パキシルのほうを1日20ミリグラム服用してもらうことにしました。

それからおよそ2年ほど服用をつづけ、現在彼の症状はかなり軽減しています。そしてときには、症状自体を忘れることができているというほどにもなりました。私の外来には1カ月に1度来院されていますが、今では仕事にもかなり集中できるようになっているとのことです。

思考制止術を用いる

精神科の治療では薬の使用が主なものですが、そればかりではありません。本書で取りあげたような忘れられないという悩みに対して、思考制止術のような行動療法を施すことがありますす。これは忘れたい思考を打ち消す訓練であり、こうした治療法も精神科医による治療のレパートリーのひとつです。

忘れられないケースの①外傷記憶、②恨みの記憶、③人を傷つけた記憶、④うつ病の記憶、⑤強迫神経症の記憶、⑥中毒性の記憶と、いずれにも広く用いることができます。

同じ思考が何度もくり返し頭に浮かぶ場合、それに対する行動療法にはいくつかの種類がありますが、思考制止術はもっとも単刀直入です。すなわち、くり返し起きてくる思考に対して、「ストップ！」と自分に念じて制止するのです。

何かあまりにもあたり前すぎて、「それができるくらいなら、とっくにしていますよ」という声が聞こえてきそうです。たしかに禁煙ができずに困っている人に対して、「タバコをやめる秘訣は、吸いたい気持ちをぐっとこらえることです」と言っているようなところがあります。

しかしタバコの場合には、ニコチンという習慣性のある物質と、自分の意志との戦いですが、忘れられない思考の場合は、自分の意志と意志との互角の戦いといえます。

まずは存分にいやなことを考えることからスタート

思考制止術は、忘れられない悩みに対してこれほどの正攻法はありません。それなのに、どうしてこれまであまり注目を浴びなかったかといえば、それが確実に有効であるというエビデンス（証拠、実証性）が出されていなかったからです。

これまでは「そんなもの治療法なわけがないだろう。いくらそんな練習をしたって、いやな考えがくり返して浮かんでくるから、精神科医の特別な治療を必要としているのではないか」という考え方が支配的でした。しかし最近は、精神科でこの種の認知行動療法が注目され、とにかく愚直なまでに練習を重ねることで、実際に強迫神経症などの症状が軽快する、という研究結果が明らかにされたのです。

この思考制止術は簡単にいうと、忘れたいこと、たとえば思い出すといやな、苦しい過去のことをいくらでも考えていいという時間を30分間設けて、それからぱっと頭を切り換えるという練習をくり返すことになります。この「30分間は好きなだけ、いやなことを考えていい」という指示は本来の目的と矛盾していますが、これ自体が一種の仕掛けなのです。そもそも、いやなことを考える行為が「好き」なわけはないのですから、現実に「好きなだけ」考えることなどできないものです。ただ人間は、自分をいつの間にか苦しめ、苦痛な思考を自らに強いるという自虐的な面もあります。いやなことを好きなだけ考えるという奇妙な作業を通して、自分の心のなかの自虐的な部分に気がつく機会にもなるのです。

頭を切り換えるふたつのステップ

いやなことを考えたあとは、頭を切り換えるふたつのステップがあります。

まず第1ステップ。重要なのは、不安を起こすような思考が浮かんでくるのに対し、心のなかで、あるいは実際に声に出して「ストップ！」と強く言うことです。これは自分自身に言い聞かせる、宣言するという意味をもちます。そして、言ったのと同時に、あなたの心に何度も浮かび、忘れられないでいる思考を否定してください。ふつうは「私は〜ではない」とか、「私

は〜できない」という表現を用いることになります。具体的には、
「私は悪くない」「私はまちがっていない」(外傷記憶、恨みの記憶などの場合)
「私のせいではない」(人を傷つけた記憶などの場合)
「私だけの罪ではない」(人を傷つけた記憶、中毒性の記憶などの場合)
「私は異常ではない」(強迫神経症、中毒性の記憶などの場合)
「私は怠け病ではない」(うつ病の場合)
といった言い方です。
次に第2ステップ。今度はポジティブな感情を起こすような言葉を発します。「私は〜ができる」というような言い方になります。
これも例をあげましょう。
「私は無罪だ」
「私は正しい」
「私には生きていく権利がある」
「私はみんなと同じだ」
このふたつが頭の切り換えの原則です。これを基本として、これにさらに各人がリラクセーション法などと組み合わせて、自分に合った方法を確立することが大切です。

その一例を紹介してみましょう。

前もって思考制止術のトレーニングテープを作っておきます。「ストップ」という自分の声を2～3分おきに何回もくり返して録音したテープです。

【思考制止術の例】

①静かな室内で、呼吸法、イメージトレーニングなどによって、できるだけ心身をリラックスさせる。

②十分に心身がリラックスした状態になったら、いやなことをゆっくりと思い出してみる。

③トレーニングテープをかける。テープの「ストップ」の声とともにいやな考えを制止して、前に述べたふたつのステップ、「私は～ではない」と「私は～できる」といった言葉をはっきりと言う。

④これで考えをうまく制止できないときは、2～3分後の次の「ストップ」の声で、再度ふたつのステップを行なって思考制止に挑戦する。これをくり返す。

このトレーニングを毎日行ない、思考制止に慣れてきたら、今度はしばらくいやなことを考えつづけ、テープを用いることなく、自分で自分に「ストップ」と告げて、その思考を止めるという練習に移行します。

努力さえすればもっとも効果的に忘れられるはず

ところでこの思考制止術について、ひとつ注意すべき点があります。思考制止を行なう際によくやりがちなのが、「まったく別のことを無理やり考える」「ある決まった情景を想像する」という手法で、じつはこれは、よく医療用のテキストなどにも紹介されています。

たとえば戦争による「外傷記憶」に苦しんでいる人が、頭に浮かぶ戦闘シーンを打ち消すために、ヤシの木の繁る南国の楽園を一生懸命想像する、というようなやり方です。

しかしこの方法は、あまり多用しても意味がないという研究結果が最近出ました。楽園のイメージによって一時的に戦闘シーンを頭から追い払っても、長期的に見れば忘れることにあまり貢献していないというわけです。あくまでも、いやな考えを思い浮かべていた頭を空っぽにする、という点が重要だということでしょう。こうしたことも含めて、思考制止術は一見単純なようでいて、うまく行なうためにはかなり技術的に熟練が必要な面もあります。

この治療法は、１３８ページの「忘れたい刺激を遠ざける」方法と同じで、人によって有効である場合とそうでない場合に分かれます。しかし比較的意志が強く、こつこつと努力をつづけることのできるタイプの人なら、この種のトレーニングを行なうことができるでしょう。たゆまぬ努力を惜しまなければ、忘れようにも忘れられない記憶を頭から消し去る方法としては、もっとも信頼できるものといってよいかもしれません。

バランスシートを用いる

この方法は主として、忘れられないケースの②恨みの記憶に応用されますが、感謝、恩義といった、ポジティブな記憶について考えるうえでも役に立ちます。

心のバランスシートについては、第2章ですでにその概要を説明しました。ある人からこうむった被害や、その人から受けた恩義、自分がその人に加えてしまった危害、与えた親切などを脳はあたかも数量化できるものとして扱い、損得計算しますが、それをわかりやすく表にしたものです。〈貸方《かしかた》〉〈借方《かりかた》〉の両者は、基本的には差し引きのできる関係にあり、通常は貸し借りの差し引きはゼロ状態が自然です。ゼロの場合は相手に対して特別の恨みや感謝は起きません。ところがこのバランスシート上のアンバランス感覚が、相手に対する恨みや憎しみ、うしろめたさや罪悪感につながって忘れられない状態になるのです。

たとえばAさんに対するバランスシートのうち〈貸方〉が大きいと、Aさんに報復したいという気持ちが強まり、そのことが心を離れないことになります。またAさんからの〈借方〉が大きいと、借りを返さなくてはならないという気持ち、恩返しや罪滅ぼしをしなくてはならないという気持ちがつきまとうことになります。おそらく私たちの脳にはバランスシートのようなプロセスが自動的に生じていて、通常はこれが社会生活を営むうえでの助けとなっているからだと考えられます。

もし、ある人に関連した過去を忘れられないときは、このバランスシート上に不均衡があり、相手に恨みや感謝をもっている状態だということになります。そこで一度、その人に対するバランスシートを考えてみたり、不均衡はどこにあるのかを見つめ直してみるとよいでしょう。

正確な危害の量だけ報復することは不可能だと知る

過去のうらみや罪の意識を忘れるためには、バランスシートの収支の不均衡をなくさなければなりません。そのための具体的な方法としては、相手に報復したり償うことが考えられます。

しかしじつは、それは現実的にはたいていの場合実現不可能なことです。

収支を合わせるためには、相手から受けた危害を正確な量だけ相手に返さなくてはならないのですが、危害の量というのは加害者の側は過小評価し、被害者は過大評価する傾向にあるのは、これまでに何度も述べたとおりです。特に加害者は、相手に加えた危害の一部については、不可抗力ないしは事故として処理しようとするからです。

ひとつ簡単な例をあげれば、混んだ電車で隣の女性のヒールでいきなり足を踏まれたとしましょう。頭のてっぺんまで痛みが走った次の瞬間、あなたは100パーセント一方的な被害者であり、彼女は全面的な加害者として謝罪して当然である、弁明の余地はないと思うはずです。

しかしその女性にしてみれば、予想外に電車が揺れたのが原因だと言いたいかもしれません。運転手のブレーキのかけ方がいつもとは違ったとか、「揺れますからご注意ください」のアナウンスがなかったことにも責任があるというかもしれないし、また、ヒールにすべり止めがしっかり施されていない靴のせいだとか、隣にいたあなたがさっとよけてくれなかったのも悪い、と考えているかもしれません。

そうなると、あなたが足を踏まれたことにより加えられた危害Xに対し、踏んだ女性が同量のXのぶんだけ責任を感じて謝る可能性はひじょうに少なくなります。

これと同じように、忘れられないさまざまな事柄も、自分と相手とでは危害、恩恵のとらえ方は大きく異なっているものです。

この例は、相手からこうむった危害について考えたものですが、これ以外の相手に与えた恩恵、相手に与えた危害、相手から受けた恩恵に関しても、同じようにこちらと相手とでは大きなずれがあるものです。

バランスシートを作ったり、誰かとの関係を見直したからといって根本的な問題解決にはならないし、特別メリットはないと感じるかもしれません。

しかし対人関係で起きている問題は、自分自身と相手の立場で大きく変わるのだということがわかるだけで、こだわりはかなり軽減されます。また、恨みやこだわりは、所詮このようなバランスシート上の出来事であるとみなす余裕が生まれると、無意味に他人を憎んだり、世をはかなむ必要はなくなるかもしれないのです。

名人に学ぶ――中島誠之助さんの例

忘れるための個々のテクニックを書いてきましたが、最後に、名人のやり方に学ぶ、いわば忘れる技術のおさらいをまとめることにしました。最近読んだ本のなかで、「忘れる技術」という本書のテーマと関連して、とても感銘を受けた例を紹介し、私なりに解説を加えたいと思います。その忘れる名人は、骨董商であり古美術鑑定の目利きとして知られる中島誠之助さんです。テレビでご存じの方も多いことと思います。中島さんは著書『ニセモノ師たち』（講談社文庫）のなかで、ご自分の若いころのエピソードを披露しています。

中島さんは、すばらしい鑑定眼で広く知られていますが、彼にももちろん駆け出しのころがありました。その駆け出し時代に、高額のニセモノをつかまされる大変な被害を受けたのです。彼をだました相手はH氏（本では実名）という有名な骨董評論家でした。

中島さんがH氏の家を訪れた際、帰りぎわに玄関脇の小部屋の障子が少し開いていたので、なにげなく見ると、そこには怪しげな光を放つガラスびんがありました。中島さんは、これこそ憧れていた薩摩切子《さつまきりこ》に違いないと思い、聞くとはたしてそのとおりだと言われました。そこで中島さんはH氏に無理を言って頼みこみ、なんとか譲ってもらったのです。値段は100万円。当時、西麻布に開いた中島さんのお店の家賃が8坪3万円という時代ですから、若くてお金のない彼にしてみれば、すべての貯金を使いはたした一世一代の買い物だということになります。

その後、西洋骨董品の店で、中島さんは買った薩摩切子とまったく同じびんを発見しました。それはフランスの香水びんで、しかも値段は1万7000円。

中島さんは口から心臓が飛び出るほどショックを受けたと本に書いています。100万円も出した薩摩切子が、じつは真っ赤なニセモノだったのです。

しかし骨董商の間では、ニセモノを買わされた場合、見抜けずにだまされたほうが悪いというのが暗黙のルール。中島さんが目をつけるように障子をちょっと開けておくところなど、すべてはH氏の計画のうちだったわけです。

さてここまでは、中島さんがH氏から100万円（正確には100万円マイナス1万7000円）の害をこうむったという話です。中島さんが怒り、H氏に深い恨みを抱いたとしてもおかしくありません。そして実際、100万円だまし取られた痛手から回復するのに5年以上かかったと、告白されています。

しかし、だまされたと知った中島さんは、それを授業料と考えました。骨董業という仕事のむずかしさを知らされ、そして自分はけっして人にニセモノを売らない、という誓いを立てることにした授業料として、100万円は安いと考えたのです。

それからもうひとつ、中島さんの面目躍如《めんもくやくじょ》たるところが次の話です。

だまされてから間もなく、彼は奮発した手土産持参でH氏宅を訪れ、こう言いました。

「この間買わせていただいた薩摩切子のびん、おかげさまで儲けさせていただきました。これはほんのお礼です」

その瞬間のH氏は、「しまった!」といった顔をしたそうです。中島さんにお礼を言われて、ニセモノを売りつけたと思っていたけれど、それではあれは本物の薩摩切子だったのかと思ったわけです。「もし本物だったなら100万円どころじゃない、損をした」とそんな思いがH氏の表情に現れており、それを見た中島さんは、この勝負は自分の勝ちだと胸がスーッとしたということです。

まずは自分の落ち度を認める

いかがでしょう? このエピソードには、負債を儲けに反転させた中島さんのしたたかさが見事に表れています。これは一種の才能ともいえるでしょう。この種の才能をもった人は、人生のたいていのことを負債のままではすませません。負債を、自分を変えてくれるきっかけとして、あるいは新たな飛躍のバネとして積極的に用いてしまうのです。

ただし中島さんも、一時はH氏からの仕打ちを恨みに思っていたのも事実です。そして数年もの間、それを「忘れられ」なかったのです。しかし単に悶々と過ごしたわけではありません。その間に発想の転換を行なっているのです。

中島さんの発想の転換は、自分にも落ち度があったと認めることから始まりました。人に危害を加えられたとき、こちらのほうにもそれを誘発するきっかけや原因があった可能性は十分あります。それを認めることで、初めて体験は自分を育ててくれるものとなり、受けた被害も授業料としての意味をもちはじめるのです。

この中島さんの体験は、心の安定を保ちつつ、周囲と平和的に共存するという技を見事に用いた例として見ることができます。そこで、この体験談に含まれているいくつかの手法を取り出してもう少し検討してみましょう。

復讐は連鎖を生み、ときには不満が残る

中島さんの例から学ぶことのできる第1の心得は、次のことです。

①中島さんは復讐をしなかった

忘れる技術その②「怒りを何かにぶつける」で述べたとおり、仕返しをするのは人間の本能の一部といえ、それ自体はむろん適応的で、私たちの生存の可能性を高める行為です。ただ、それがあまりに低い閾値《いきち》（必要な最小値）でセットされ、仕返しにはやることが問題となります。他人から被害をこうむると、私たちは仕返しの衝動に盲目的に従ってしまい、かつその衝動を徹底して正当化する傾向にあります。

中島さんの例でいえば、H氏から同じようにだまされた10人中9人は、だましたH氏を深く恨み、なんらかの形で復讐をしたり、弁償を要求することを考えるでしょう。しかし復讐はほとんどの場合、復讐の連鎖を生む運命にあります。なぜなら、これまでも述べたとおり、私たちは心のバランスシートの〈貸方〉を〈借方〉より過大評価する、つまり他人に与えた害よりは、他人が自分に与えた害を必ず大きいと感じるものだからです。

また相手に、こちらがだましたぶんだけ謝罪をしたつもりでも、謝罪された側には不満が根

強く残ることがあります。「まだまだ、俺がだまされたくやしさはこんなものではなかった」と思うからです。

そう考えると、中島さんの成功の秘密は、やはり直接の復讐を考えなかったこと、復讐の連鎖、恨みの連鎖をすっぱり断ち切ったことにあるといってよいでしょう。あるいは以下に示すように、少なくとも報復を通常のしかたで行なわなかったこと、というべきかもしれません。彼はそうすることのむなしさや非生産性を感覚として知っていたわけで、それをごく若いころから達観していたというのは、やはり一種の才能のようなものかもしれません。

たとえ損をしても、勝負では勝つことができる

さて、もうひとつ中島さんの例で興味深いのは、彼は仕返しはしなかったものの、しっかりH氏に対して自分の存在をアピールした点です。

②中島さんは自己表現（アサート）し、自分を高めた
これが第2の心得です。

彼は手土産持参で「おかげさまで儲けさせていただきました」とお礼まで言いました。手土

産代もかかり、だまされた相手に礼を言って頭まで下げたのです。バランスシート上では、ずいぶん〈貸方〉が大きく見えます。しかしこれでH氏は大きく動揺し、「もしかしたら、あれは自分が失敗したかもしれない」と、あとあとまで気にして悔やむことになったのです。H氏から心の平安を取りあげた、これほど大きな仕返しはないでしょう。

このやり方は、一般的な報復とは比較にならないほどの効果をあげ、そのことでH氏との勝負に「勝つ」ことができました。この勝ち方は、報復と似ているようで根本的に異なっています。さらに中島さんは、このことをきっかけに、薩摩切子に関して猛勉強をしたといいます。二度とだまされないように勉強し、結果として薩摩切子についてはそうとうの知識を得るまでになったのです。

人は他人から危害を受けると、その危害の大きさ、程度に比べて極端に被害者的になり、過剰な恨みをもつに至る場合があります。そのような傾向が極端な人たちに共通するのは、彼らの世界は、危害を加える相手との関係でほとんどが占められており、小さく閉ざされた世界のなかでビクビクおどおどして暮らしているということです。彼らは人生にきわめて受け身で、相手からどれだけやられたのか、自分がそれにどうやって、どれだけ報復したいかということにしか関心がもてません。本当なら、彼らにとっていちばん肝要なのは、危害を加える人間を超えるような強い力を蓄えることで、それがもっとも有効な意趣返しとなるにもかかわらず、そうしたことがまったく見えていないのです。

考えてもみてください。ニセの薩摩切子をつかまされた駆け出し時代の中島さんが、その怨念を胸に復讐の機会を待ちつつ生きていたとしたら、これほど暗い人生はありません。それに、彼が商売の骨董でだまされた恨みをもちつづけるような性質ならば、おそらく周囲の骨董商たちは彼のことをいっそうカモにし、いじめの対象にする可能性すらあります。受け身的で恨みがましい性格は、周囲のサディズムをよけいに刺激することになりかねないからです。

反撃しないかぎり攻撃するいじめ心理

私はときどき、いじめの心理について考えることがありますが、動物の世界でも、弱った個体はちょっとでも気を抜くといじめられたり、場合によっては仲間の餌食になったりしてしまいます。これは、いじめられて萎縮して、反撃しない存在は、痛みを知らない単なるモノ、あるいはえさとして認識されるのではないかと思われます。人がときに他への共感能力を麻痺させ、サディスティックになる背景には、この種の心のメカニズムがあるような気がしてなりません。

ここで若干話がそれますが、この問題から私は、中国や韓国から非難を浴びている現在の日本のあり方も同時に考えてしまいます。両国から日本が批判を浴びる原因の一端は、日本の態度にあるように思えるからです。

最近も、首相の靖国神社への参拝に関した議論で、「参拝で近隣国の気持ちを逆なでするのはよくない」という意見がありました。しかしこの議論には、どうもある視点が欠けているように思えます。それは「近隣諸国が何にいらだち、何を批判してくるかは、日本がどのような形で自分の存在をアピールするかによって異なる」ということです。

日本が腹立たしいことを言ったりしたり、教科書に書いたりした場合、近隣諸国がそれにクレームをつけるのは自由です。そしてクレームをつけられた日本側が平身低頭して謝罪すると、近隣諸国は当然それに対する批判をつづけるでしょう。そしてあるとき、日本が謝罪に難色を示すようであれば、近隣諸国は自分たちの批判が十分ではなかったのではないかと考えて、これまで以上の日本批判をすることになります。ここに働いているのはひじょうにシンプルな力学です。

このような関係の要因のひとつは、相手国に日本の存在感が希薄だと思われていることです。そこで、もし日本が国の存在感を強くアピールし、周囲国の批判を相手にせず、むしろさまざまな形で指導力を発揮する方針に切り換えれば、近隣諸国が日本をどのように見るかという基準がリセットされることになるでしょう。

この理屈が見えないと、「ちょっと謝罪をゆるめただけでこんなに声高に非難されてしまう。もっともっと相手を刺激しないようにしよう」という、まったく逆の誤った発想をもちつづけることになります。

話が少々それてしまいました。

要は引けば人は押してくる、謝りつづけると相手はもっと謝罪を要求する、被害者が受け身でくよくよした態度を示すと、もっと危害を加えられかねないだろうということです。

中島さんのこの例では、H氏に薩摩切子を返品させてくれと泣きついたり、仲間にこの被害を話して嘆いたりしたら、たぶんうわさが広まって、商売仲間にいじめられ、その世界にいられなくなったかもしれないのです。そう考えると、彼は相手に一矢報いて勝ち、自分も骨董知識を得て経験も積み、さらに周囲のいじめも回避するという、ひじょうにうまい切り抜け方をしたわけです。中島さんは忘れる技術の名人であると同時に、人生を乗り切っていく名人でもあるといって過言ではないでしょう。

あとがき

「忘れる技術」についてのお話は、いくらかでも皆さんのお役に立てたでしょうか？

このテーマに関してはまとまった学説もなく、参考にできる資料もかぎられていました。そこで、私がこのテーマに関連して日ごろ考えていることを中心に書き進めることになりましたが、けっして容易な作業ではありませんでした。忘れられないことを頭から消し去る作業は、安定した日常生活をつづけていくうえでひじょうに重要なことです。そしてそれだけにむずかしく、簡単に習得できるようなものではありません。

本書はあくまでも、私がこの問題にどのように取り組んでいるかをつづったものであり、その意味では偏っている面もあるかと思いますが、そのうちのいくつかは皆さんにもヒントになるだろうと信じています。

心の問題に正解はありません。忘れる方法としてどれが自分に合っているかは、人の体験を聞き、自らも模索していくものです。本書で述べている忘れる技術についても、どれかピンとくるものがひとつ見つかればいいと思います。

私は日常の臨床で、人はそれぞれ、こうまで違うものかということを感じつづけています。人間の不幸の多くは、他人も自分と同じように考えるはずだと思いこむところから始まります。「どうしてこんな常識的なこともわからないんだろう」「当然謝るべきところなのに、なぜそうしないんだ」などと考え、他人に不信感をもち、恨みを抱き、それが忘れられなくなっていく……。いやなことが忘れられなくなるのには、こんなプロセスが多く働いているようです。もしかしたら忘れることとの究極の方法は、人は皆別々の考え方をしているという事実を受け入れることかもしれませんが、でもそれは言うは易く、行なうは難しです。

執筆を終えて思うのは、忘れるということは、ともすれば脳の機能の欠陥や不十分さと関係づけられがちですが、じつは健全な精神の働きに欠かすことができないものだということです。忘れることで脳は空きスペースを得て、他のことを含めた総合的な思考をすることができます。私たちが年をとり、忘れてはいけないものも忘れるようになってしまうまで、忘れる重要さをつねに感じ、また人の物忘れにも寛容になるべきでしょう。

著者紹介

岡野憲一郎（おかの・けんいちろう）

精神科医・精神分析家

1956年千葉県生まれ。1982年東京大学医学部卒業。東京大学精神科病棟および外来部門にて研修。1986年パリ、ネッケル病院にフランス政府給費留学生として研修。1987年渡米、オクラホマ大学精神科及びメニンガー・クリニック精神科レジデントを経て、1994年ショウニー郡精神衛生センター医長、カンザスシティー精神分析協会員。2004年4月帰国。国際医療福祉大学教授を経て、現在、京都大学大学院教育学研究科臨床心理実践学講座教授。医学博士。米国精神科専門認定医、国際精神分析協会、米国及び日本精神分析協会正会員、臨床心理士。著書に『自然流精神療法のすすめ——精神療法、カウンセリングをめざす人のために』『気弱な精神科医のアメリカ奮闘記』『心理療法／カウンセリング30の心得』『恥と「自己愛トラウマ」——あいまいな加害者が生む病理』『自己愛的（ナル）な人たち』など多数。

本書は2006年10月に創元社から刊行した
『忘れる技術──思い出したくない過去を乗り越える11の方法』を
改題・新装したものです。

精神科医《せいしんかい》が教《おし》える 忘《わす》れる技術《ぎじゅつ》

2019年1月10日 第1版第1刷発行

著　者 ──── 岡野憲一郎

発行者 ──── 矢部敬一
発行所 ──── 株式会社創元社
http://www.sogensha.co.jp/
本社
〒541-0047 大阪市中央区淡路町4-3-6
TEL. 06（6231）9010（代表） FAX. 06（6233）3111
東京支店
〒101-0051 東京都千代田区神田神保町1-2 田辺ビル
TEL. 03（6811）0662

組版・装丁 ── 北尾崇（HON DESIGN）

印刷所 ──── モリモト印刷株式会社

ISBN978-4-422-11488-0 C0011
落丁・乱丁本はお取り替えいたします。